Knaur

Christopher Vasey

Das Säure-Basen-Gleichgewicht

- Saure und basische Nahrungsmittel
- Übersäuerung vorbeugen und behandeln
- Extra: Mit Indikatorstäbchen

www.knaur.de

Inhalt

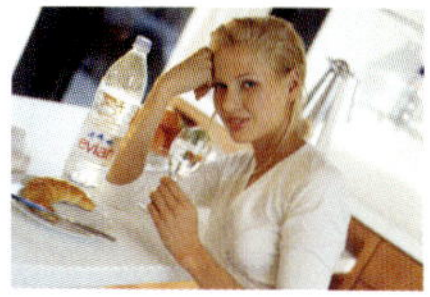

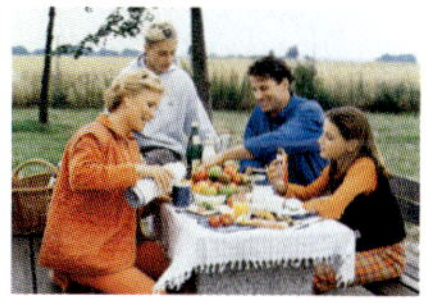

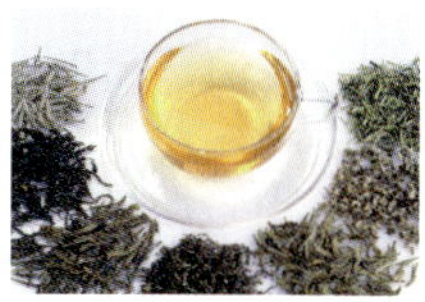

Vorwort

Säuregrad, Basizität, pH-Wert des Urins, Azidose... immer häufiger tauchen diese Begriffe im Gespräch mit Ernährungswissenschaftlern, Ärzten, Naturheilpraktikern und Homöopathen auf. Meist geht es dabei um leichte gesundheitliche Störungen, oft aber auch um schwere degenerative Erkrankungen.

Der Laie ahnt, dass dabei Kernfragen der Gesundheit angesprochen werden. Doch worum geht es eigentlich? Was ist überhaupt eine Säure? Und was ist eine Base? Wo kommen sie vor? Wie entsteht eine Übersäuerung? Weshalb können sich Säuren auf die Gesundheit schädlich auswirken? Und wie lässt sich dies verhindern? Das sind viele Fragen, die hier ganz ausführlich behandelt werden.

Das Buch »Das Säure-Basen-Gleichgewicht« stellt die Problematik der Säure im Rahmen des Stoffwechsels allgemein verständlich dar. Ohne jedes Fachchinesisch habe ich versucht, auf plausible und einfache Weise zu erklären, was unter Säuren und Basen, Azidose, pH-Wert, Säurestoffwechsel usw. zu verstehen ist.

Ziel des Buches ist es, den Betroffenen zu helfen, sich wieder völlig gesund und leistungsfähig zu fühlen. Das Buch ist sehr praxisnah, die zahlreichen Tipps sind leicht umzusetzen. Anhand verschiedener Listen und Tabellen kann die Leserin oder der Leser selbst testen, ob sie oder er an Übersäuerung leidet, wo die Gründe für eine eventuelle Übersäuerung liegen und wie das Säure-Basen-Gleichgewicht wiederhergestellt werden kann.

Das Buch spricht nicht nur eine breite Leserschaft an, sondern in ganz besonderem Maß auch all jene – ob Mediziner oder Nichtmediziner –, die sich mit therapeutischen Maßnahmen befassen. Denn der Säureüberschuss im menschlichen Organismus führt heute nicht nur zu immer größeren gesundheitlichen Problemen, sondern schränkt auch die heilende Wirkung von zahlreichen Behandlungsmethoden und Medikamenten ein.

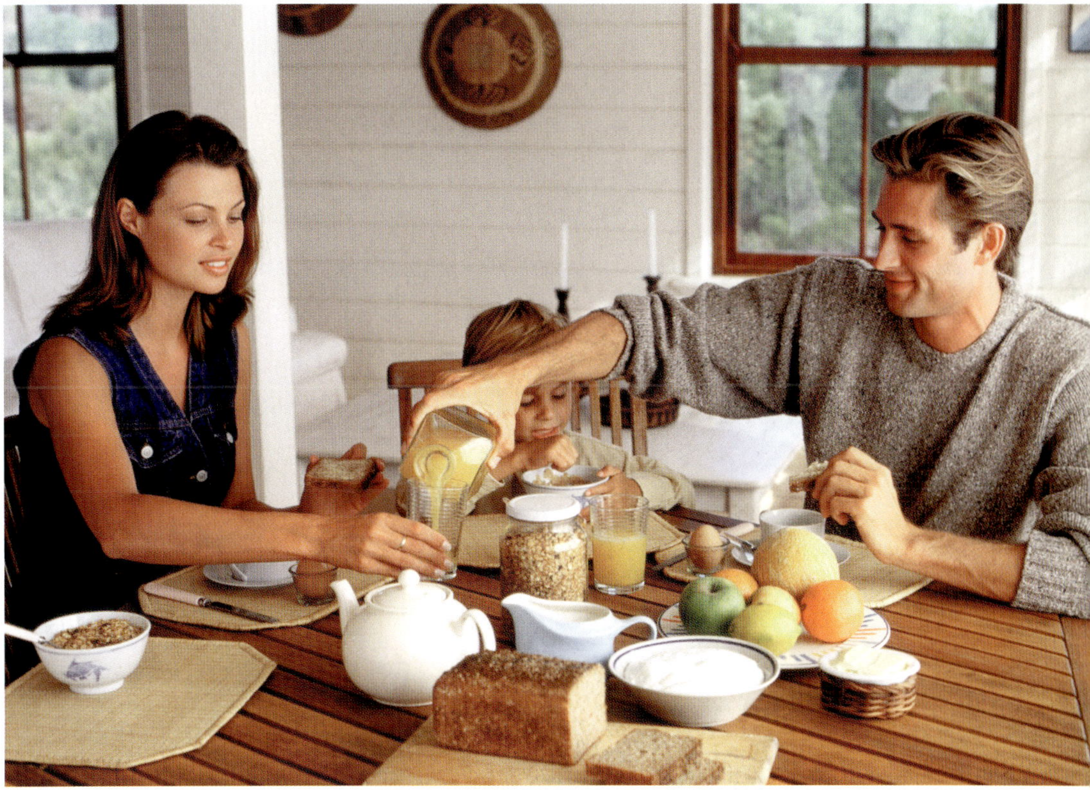

Ich freue mich, Ihnen das Grundlagenwerk über das Säure-Basen-Gleichgewicht in die Hände zu geben und damit ein topaktuelles Thema anzugehen. Denn unsere moderne Lebens- und Ernährungsweise trägt zweifellos dazu bei, dieses kostbare Gleichgewicht auf nachhaltige Weise zu stören, wodurch sich viele gesundheitliche Störungen ergeben können.

Chamby, im Sommer 2003 Christopher Vasey

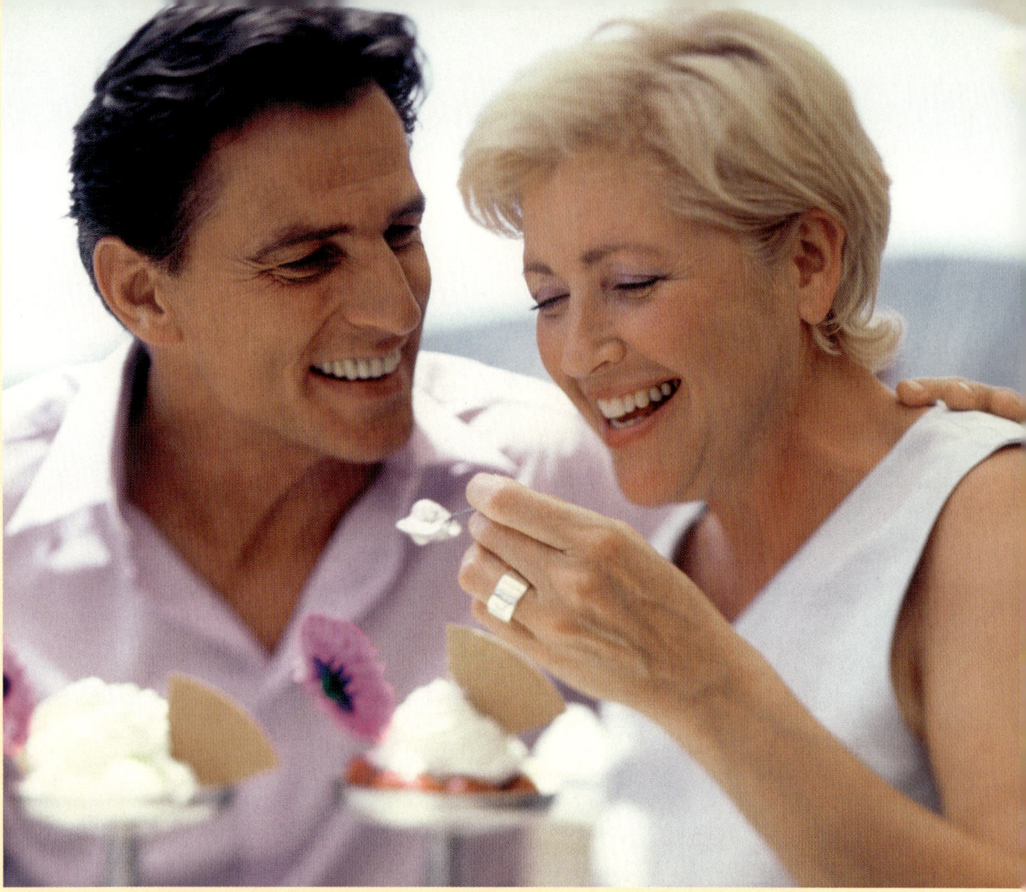

Übersäuerung – eine Gefahr für die Gesundheit

Sind Sie krank und wissen nicht warum? Vielleicht haben Sie ja bereits mehrere Ärzte konsultiert, aber keiner konnte Ihnen richtig helfen. Oft steckt eine Übersäuerung des Organismus hinter den lästigen Beschwerden. Weshalb können sich Säuren überhaupt schädlich auf die Gesundheit auswirken? Wie lässt sich das verhindern? In diesem Kapitel erfahren Sie, warum sich Säuren schädlich auf den Organismus auswirken können.

Ein Übel mit vielerlei Ursachen

Unsere Gesundheit ist mit dem Balanceakt eines Seiltänzers zu vergleichen, der pausenlos bestrebt sein muss, im Gleichgewicht zu bleiben. Das Gleichgewicht ist aber auch auf anderen Ebenen notwendig, z. B. die Harmonie von Aktivität und Ruhe, die Bedürfnisse des Körpers und die tatsächlich eingenommene Nahrung, die Produktion und die Ausscheidung von Giftstoffen... und nicht zuletzt das subtile Gleichgewicht von Basen und Säuren in unserem Organismus.

Jede Verschiebung dieses Gleichgewichts, ob nun zugunsten der Säuren oder der Basen, ist ein Angriff auf unsere Gesundheit und erhöht das Risiko organischer Störungen. Moderne Ernährungsgewohnheiten und die heutige Lebensweise zerstören das Gleichgewicht und führen immer häufiger zu einer Übersäuerung des Organismus.

Ein gesunder Stoffwechsel hält den Körper fit und leistungsfähig und beugt vielen Erkrankungen vor.

Stoffwechselschwächen erkennen

Es gibt Menschen, die mit der Belastung saurer Stoffe problemlos fertig werden. Doch die meisten unter uns haben Mühe mit der Neutralisierung und Ausscheidung dieser Substanzen.

Bei manchen funktioniert der Kohlenhydratstoffwechsel unzureichend, sie leiden an Diabetes oder Fettleibigkeit. Andere bauen Salz schlecht ab, sodass der Körper Wasser zu speichern beginnt, oder sie zeigen Schwierigkeiten im Umsetzen von Eiweiß und werden anfällig für Rheuma und Nierenleiden. Wieder andere haben Mühe mit dem Abbau von Säuren, die sie mit der Nahrung aufnehmen oder die der Organismus selbst produziert.

Obwohl Stoffwechselschwächen weit verbreitet sind, weiß man über die Zusammenhänge noch sehr wenig. Erwiesen ist, dass sie zu einer Übersäuerung des Milieus führen, die viele gesundheitliche Störungen nach sich ziehen kann. Die Betroffenen finden keine Linderung ihrer Probleme, solange sie die Ursache nicht kennen. Eine sinnvolle Behandlung bleibt für sie Utopie.

Entsäuerung ist des Rätsels Lösung

Die Übersäuerung des Milieus kann die verschiedensten Beschwerden auslösen, die einzeln oder zusammen auftreten und den Kranken oft von einem

Spezialisten zum anderen treiben. Der Patient lässt eine Reihe von Behandlungen über sich ergehen, die meist mehr oder weniger erfolglos bleiben, während eine einzige Maßnahme die Genesung herbeiführen könnte: die Entsäuerung des Milieus.

Säure ist ein Mineralstoffräuber

Eine Übersäuerung kann mit ganz unterschiedlichen Erkrankungen wie Rheuma, chronischer Erkältung, depressiven Verstimmungen, aber auch verminderter Leistungs- und Konzentrationsfähigkeit einhergehen.

Wer vermutet schon einen Zusammenhang zwischen Übersäuerung und so unterschiedlichen Beschwerden wie Rheuma, chronischer Erkältung, depressiven Verstimmungen und Zahnkaries? Oder wer denkt schon daran, dass bei einem hartnäckigen Ekzem, Haarausfall, einer Neuralgie oder verminderter Leistungsfähigkeit und Konzentrationsschwäche das Säure-Basen-Gleichgewicht aus den Fugen geraten ist?

Der Körper kämpft gegen die Säure

Der Begriff »Übersäuerung« ist nicht etwa ein modernes Schlagwort oder gar der neueste Sündenbock, der für alle unsere Leiden verantwortlich gemacht werden kann. Die säurebedingten Beschwerden, so unterschiedlicher Art sie auch sein mögen, sind die logische Folge eines ganz bestimmten Mangels: Sie werden ausgelöst durch einen Verlust an Mineralstoffen im Gewebe, der entsteht, wenn der Körper den Kampf gegen die Säure aufnehmen muss.

Der gestörte Säurestoffwechsel

Fragen bezüglich des Säure-Basen-Gleichgewichts werden normalerweise in einem sehr allgemeinen Rahmen behandelt, das heißt, man geht von einem gesunden Säurestoffwechsel aus.
Für die zunehmende Zahl von Menschen, deren Säurestoffwechsel nicht mehr im Gleichgewicht ist, erweist sich dies jedoch als schlechte Hilfe. Hier muss die Diskussion über die Säureproblematik unter ganz anderen Gesichtspunkten erfolgen. So wirft zum Beispiel auch der Zuckerkonsum unterschiedliche Fragen auf, je nachdem, ob es sich um einen Diabetiker oder Nicht-Diabetiker handelt.

Fallbeispiele: Heilung ist möglich

Ärzte, Heilpraktiker und ihre Patienten wissen aus langjähriger Praxiserfahrung, dass eine basenüberschüssige Ernährung in vielen Fällen die Gesundheit wieder ins Lot bringen kann. Zahlreiche Fallbeispiele bestätigen das. Wichtig ist, dass der neue, gesunde Ernährungsweg dann nicht wieder verlassen wird!

Frau L., 49 Jahre alt – Leistungsschwäche, Depressionen

Frau L. leidet unter depressiven Verstimmungen, Müdigkeit, verminderter Leistungsfähigkeit und niedrigem Blutdruck. Sie hat häufig kalte, gefühllose Hände und Füße. Die Gelenke schmerzen, ihre Zähne sind kariös, das Zahnfleisch ist überempfindlich, und die Nägel sind brüchig. Auch klagt Frau L. über Nervosität, Reizbarkeit und Schlafstörungen.

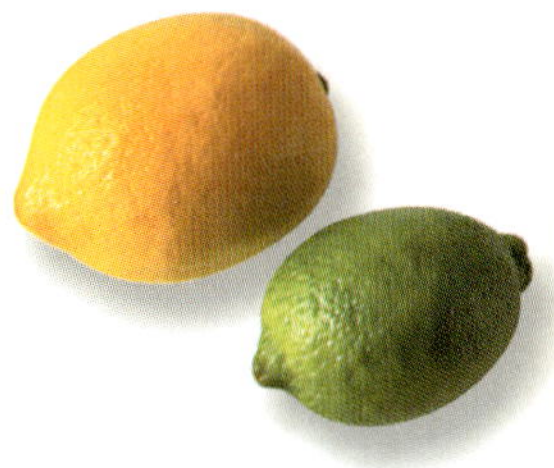

Zitrusfrüchte sind nicht für jeden Organismus gesund.

Schlechte Ernährungsgewohnheiten

Die Beschwerden von Frau L. sind charakteristisch für ein saures Milieu. Ein Blick auf den Speisezettel: Frau L. nimmt täglich eine ausgewogene Mahlzeit (Salat, Gemüse, Kartoffeln, Nudeln, Reis, Käse oder Fleisch) ein, ansonsten ernährt sie sich den ganzen Tag über von sauren Früchten (Beeren und Zitrusfrüchten) und bis zu acht Portionen Joghurt. Dadurch will sie ihre Vitalität zurückgewinnen.
Gegen saure Nahrungsmittel ist nichts einzuwenden, wenn sie in richtiger Kombination und geringer Menge verzehrt werden. Zudem trinkt Frau L. ungewöhnlich viel Kaffee.

Besserung durch Kostumstellung

Nach dieser einseitigen Ernährung dauert es zwei Monate, bis sich Frau L. dank einer grundlegenden Nahrungsumstellung auf mehr basische Lebensmittel deutlich besser fühlt. Lebensfreude und Leistungsfähigkeit sind zurückgekehrt. Sie ist deutlich entspannter, schläft wesentlich besser, friert auch weniger; ihre Nägel sind wieder fest. Nach vier Monaten ist sie fast beschwerdefrei. Auch die depressiven Verstimmungen sind verschwunden, und sie blickt wieder positiv in die Zukunft.

Strebt jemand nach Gesundheit, müssen wir ihn fragen, ob er bereit ist, die Ursache seiner Krankheit zu beheben. Nur dann können wir ihm helfen. HIPPOKRATES

Frau R., 68 Jahre alt – Arthrose, Ischias

Seit ihrem 15. Lebensjahr leidet Frau R. in regelmäßigen Abständen unter Schmerzen in den Kniegelenken und in der Wirbelsäule. Die Beschwerden nehmen von Jahr zu Jahr zu. In jüngster Zeit kann Frau R. nicht einmal mehr Treppen steigen oder ihre Schuhe selber anziehen. Häufige Ischiasschübe machen sie über längere Zeit immobil. Mit 49 Jahren wird sie wegen Rücken- und Kniebeschwerden ein Pflegefall, der im Rollstuhl sitzt. Ihr Zahnfleisch blutet, die Zähne wackeln. Der Zahnarzt empfiehlt ihr ein Gebiss.

Schlechte Ernährungsgewohnheiten

Die Ernährung von Frau R. setzt sich aus zu vielen säurebildenden Lebensmitteln zusammen wie z. B. Weißbrot, Nudeln und gesüßten Getreideflocken. Weißen Zucker, Schokolade und saure Früchte isst sie reichlich. Zudem trinkt Frau R. sehr oft Kaffee.

Besserung durch Kostumstellung

Mit 50 Jahren stellt Frau R. ihre Ernährung vollständig um. Sie ernährt sich streng basenreich. Kaffee und Süßes werden vom Speisezettel gestrichen. Dreimal täglich nimmt sie basische Mineralsalze (alkalische Zitrate) zur Neutralisierung der Säure ein.
Einen Monat nach Beginn der Behandlung kann sich Frau R. wieder bewegen und Treppen steigen. Ein Jahr später ist sie beschwerdefrei und aktiv. Ein Gebiss trägt sie bis heute nicht!

Daniel, 6 Jahre alt – chronische Erkältung

Daniel leidet 11 Monate im Jahr unter chronischer Erkältung. Seine Zähne haben Karies, die Fingernägel sind brüchig und gespalten. Der Junge fühlt sich immer müde und möchte ausruhen.

Schlechte Ernährungsgewohnheiten

Auch Daniel ernährt sich von viel Obst. Zudem isst er häufig gesüßte Getreideflocken und Kohlenhydrate während einer Mahlzeit (Butterbrot und Frucht, Flocken und frische Früchte …). Die Kombination von Kohlenhydraten und Früchten ist schlecht verdaulich und führt zu Gärungen im Darm. Die dabei produzierten Säuren lassen die ohnehin schon große Säurezufuhr weiter ansteigen.

Besserung durch Kostumstellung

Die Therapie besteht darin, den Konsum von Früchten und Flocken stark einzuschränken und die beiden Nahrungsmittel nur noch getrennt zu essen. Der Anteil an basenbildenden Speisen wie Gemüse und Kartoffeln wird erhöht. Die Ausscheidung der Säuren wird zudem durch reinigende Kräutertees stimuliert. Nach 5 Tagen klingt die Erkältung ab, und Daniel fühlt sich gesund.

Herr H., 50 Jahre alt – Ekzem

Herr H. leidet unter einem schlimmen Halsekzem. Es begann mit einem rauen, roten Hautfleck, der rissig wurde und nässte. Das abgesonderte Sekret trocknete zu einer Kruste ein, die eine Hautfläche von 10 x 6 Zentimetern bedeckte. Bei Bewegungen oder Kratzen entstanden immer wieder neue nässende Risse.

Schlechte Ernährungsgewohnheiten

Herr H. isst zu fast jeder Mahlzeit und auch zwischendurch viel rohes und gekochtes Obst. Honig und Getreideflocken sind ebenfalls ein wichtiger Teil seiner Ernährung, ohne dass ihre Säure durch eine entsprechende Menge basenbildender Speisen neutralisiert wird.

Besserung durch Kostumstellung

Um die Beschwerden des Patienten zu lindern, wird eine basenüberschüssige Ernährung verordnet, ergänzt durch alkalische Zitrate, welche die Säure neutralisieren. Reinigende Kräutertees sollen die Ausscheidung der Säure beschleunigen.

Sechs Wochen nach Behandlungsbeginn leidet Herr H. noch immer unter dem Ekzem. Nach einer weiteren Behandlungswoche jedoch trocknen die nässenden Stellen plötzlich, die Kruste löst sich, und die Haut vernarbt. Das Ekzem ist verschwunden.

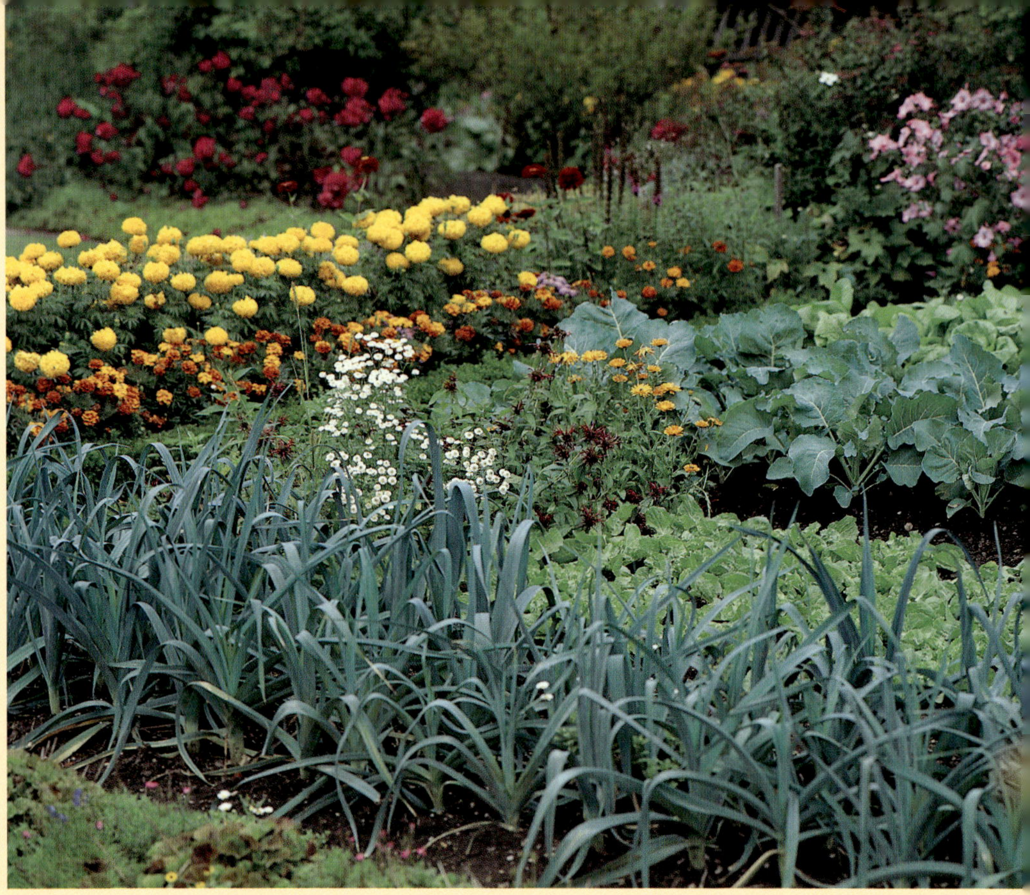

Das »Milieu« – wichtig für unser Wohlbefinden

Wir können die Mechanismen von Gesundheit und Krankheit nur verstehen, wenn wir über das «Milieu» unseres Körpers genau Bescheid wissen. Nicht selten fällt es uns schwer, einen Zusammenhang zwischen «Milieu» und menschlichem Organismus zu sehen. Aber es gibt ihn durchaus! Die Zellen und Organe von Menschen, Tieren und Pflanzen können nur dann optimal funktionieren, wenn ihre Umgebung bestimmte Bedingungen erfüllt.

Gesunde Zellen brauchen eine besondere Umgebung

Wenn beispielsweise eine Pflanze an ihrem neuen Standort nicht mehr gedeiht, fragen wir uns, ob das »Milieu« wohl nicht mehr stimmt. Wir sprechen dann vom Boden, der zu lehmig oder zu kalkhaltig ist, und versuchen herauszufinden, welche Bodenbeschaffenheit für die Pflanze ideal ist.
In der Tat gedeiht eine Pflanze nicht in jedem Milieu oder Boden gleich gut. Sie zieht die Erde vor, die ihr die mineralischen und organischen Substanzen in richtiger Zusammensetzung liefern kann. Wenn sie in eine nicht artgerechte Umgebung gepflanzt wird, bleibt sie klein und schwach, wächst kaum oder gar nicht und wird von Schädlingen befallen. Sie beginnt zu verkümmern und geht möglicherweise sogar zugrunde.

Körperflüssigkeiten bestimmen das Milieu

Ähnlich einer Pflanze können auch menschliche Zellen und Organe nur dann einwandfrei arbeiten, wenn ihre Umgebung ganz bestimmte Bedingungen erfüllt. Es gibt das ideale Körpermilieu, das für ein bestmögliches Funktionieren unserer Organe verantwortlich ist. Die Umgebung unserer Zellen und Organe – das Milieu – besteht aus Körperflüssigkeiten, d.h. aus Blut, Lymphe und Zellsäften. Sie machen in der Tat 70 Prozent unseres Gewichts aus.
Demnach besteht unser Körper also vorwiegend aus Flüssigkeit, obwohl man dies rein äußerlich keineswegs vermuten würde! Dass der Flüssigkeitsanteil in unserem Organismus so hoch ist, hat seinen guten Grund. Die Zellen sind an einen bestimmten Ort gebunden. Sie können nicht wandern, um Nahrung zu holen oder Abfall loszuwerden. Diese Aufgabe müssen andere übernehmen: die Körperflüssigkeiten.

Der Körper benötigt eine optimale Versorgung mit Nährstoffen, um gesund zu bleiben.

Mangel und Überfluss bedeuten Gefahr!

Das Blut, das in den Blutbahnen zirkuliert, die Lymphe, die durch die Lymphgefäße fließt, und das Serum, das die Zellen von innen und außen umspült, sorgen gleichzeitig für Ernährung, Materialbeschaffung und Müllabfuhr.

Die Körperflüssigkeit ist für die Zelle, was der Humus für die Pflanze ist. Von der Zusammensetzung der Körpersäfte – vom Körpermilieu also – ist das gute Funktionieren unserer Zellen abhängig. Das heißt, dass jede Abweichung vom optimalen Zustand unsere Gesundheit gefährden kann. Je größer die Abweichung, desto schwerwiegender ist möglicherweise die Störung oder Krankheit.
Grundsätzlich können im »Milieu« zwei Abweichungen vorkommen, nämlich ein Mangel oder ein Überfluss bestimmter Substanzen. Beides besteht manchmal auch gleichzeitig. In allen Fällen ist die Beschaffenheit des Milieus nicht optimal und das einwandfreie Funktionieren des Organismus gefährdet.

Die Folgen eines schlecht versorgten Milieus

Wenn die Zellen nicht ausreichend mit Nähr- und Vitalstoffen versorgt werden, schränken sie ihre Tätigkeit teilweise oder sogar völlig ein.

Bei einem unterversorgten Milieu bekommen die Zellen zu wenig von den lebensnotwendigen Substanzen. Gemeint sind die Vitamine, Mineralsalze, Spurenelemente und andere wertvolle Stoffe, welche die Zellen brauchen, um ihre Aufgabe bestmöglich erfüllen zu können. Je größer der Mangel, desto eingeschränkter ist die Zelltätigkeit. Im allerschlimmsten Fall kann es sogar zum Stillstand kommen!
Vitamin A beispielsweise ist notwendig für das Aufnehmen des Lichts aus dem Blickfeld. Kleine Vitamin-A-Mängel machen die Augen auf unangenehme Art intensivem Licht gegenüber empfindlich (Sonnenschein, Spiegeln der Sonne auf Wasser, Schnee oder Autoscheinwerfer). Wird der Mangel sehr ausgeprägt, kann der Betroffene im extremen Fall sogar blind werden.

Das überversorgte Milieu

Von einer Überversorgung des Milieus sprechen wir, wenn einerseits untolerierbare Mengen an Fremdstoffen (Giftstoffen, Toxinen von Mikroben oder Parasiten usw.), andererseits zu große Mengen – kleinere Mengen sind absolut normal – an Harnsäuren, Harnstoff, Cholesterin und anderen im Organismus vorhanden sind.

Streng genommen bezeichnet der Begriff »Toxin« nur solche Abfallprodukte, die der Körper selbst produziert. In der Umgangssprache wird »Toxin« jedoch sowohl für körpereigene Stoffe als auch für körperfremde Substanzen verwendet.

Giftstoffe beeinträchtigen die Körperfunktionen

Wenn das Milieu dauernd mit Toxinen (Giftstoffen) überschwemmt wird, werden die Körperfunktionen in Mitleidenschaft gezogen. Die Körpersäfte, die unter anderen auch Abfallstoffe entsorgen, werden zähflüssig. Das Gewebe wird nur noch unzureichend mit Flüssigkeit umspült, sodass der Stoffaustausch abnimmt. Auch die Sauerstoff- und Nährstoffzufuhr werden beeinträchtigt. Der Abtransport der durch die Zellen ausgeschiedenen Abfallprodukte gerät ins Stocken, das Zellinnere wird nicht mehr richtig gereinigt. Die Zellen »ersticken« regelrecht in den Toxinen und werden in ihrer normalen Tätigkeit behindert.

Giftstoffe belasten Zellen und Gewebe und können zu Reizungen, Entzündungen und sogar Zerstörungen führen.

Neben Funktionsstörungen führen die aggressiven Abfallprodukte auch zu Reizungen, Entzündungen und im schlimmsten Fall zur Zerstörung des Gewebes. Das Vorhandensein von Abfallstoffen wie Harnsäure, Harnstoff usw. in den Gelenken greift diese an und entzündet sie.

Ähnlich wie Sand, der in die Räder einer Maschine geworfen wird, hemmen und hindern sie die freien Bewegungen der Gelenke und verletzen nachdrücklich deren Kontaktoberflächen. Die Verletzungen, die es dabei gibt, treffen zuerst den Knorpel und anschließend den Knochen selbst, was zu einer Einschränkung der Bewegungsmöglichkeiten und starken Schmerzen führt.

Bedeutung von Säuren für die Ernährung

Hippokrates, der Vater der Medizin, sagte bereits 400 Jahre v. Chr.: »Von allen Zusammensetzungen unserer Körpersäfte wirken sich die Säuren zweifellos am schädlichsten aus.« Die Behandlung einer Krankheit beruht auf der Behandlung des Milieus, das zur Krankheit geführt hat.

Das Milieu steht im Mittelpunkt der Behandlung

Bei einem Mangel oder einem Überfluss an bestimmten Substanzen verändert sich die Zusammensetzung der Körperflüssigkeit. Dies führt zwangsläufig zu einer Veränderung des Milieus. Je nach Beschaffenheit des Milieus werden die Organe sehr unterschiedlich in ihrer Arbeit behindert, was eine ganze Reihe von Krankheitssymptomen auslösen kann. Von den möglichen Beschwerden zeigen sich nur jeweils einige oder einzelne bei jedem Patienten. Die durch ein bestimmtes Milieu ausgelösten Krankheitssymptome können noch so unterschiedlich sein – ihre Ursache ist in jedem Fall das gestörte Milieu!

Buntes Gemüse ist basisch und mineralstoffreich, aber Vorsicht mit Tomaten: Sie enthalten Säure.

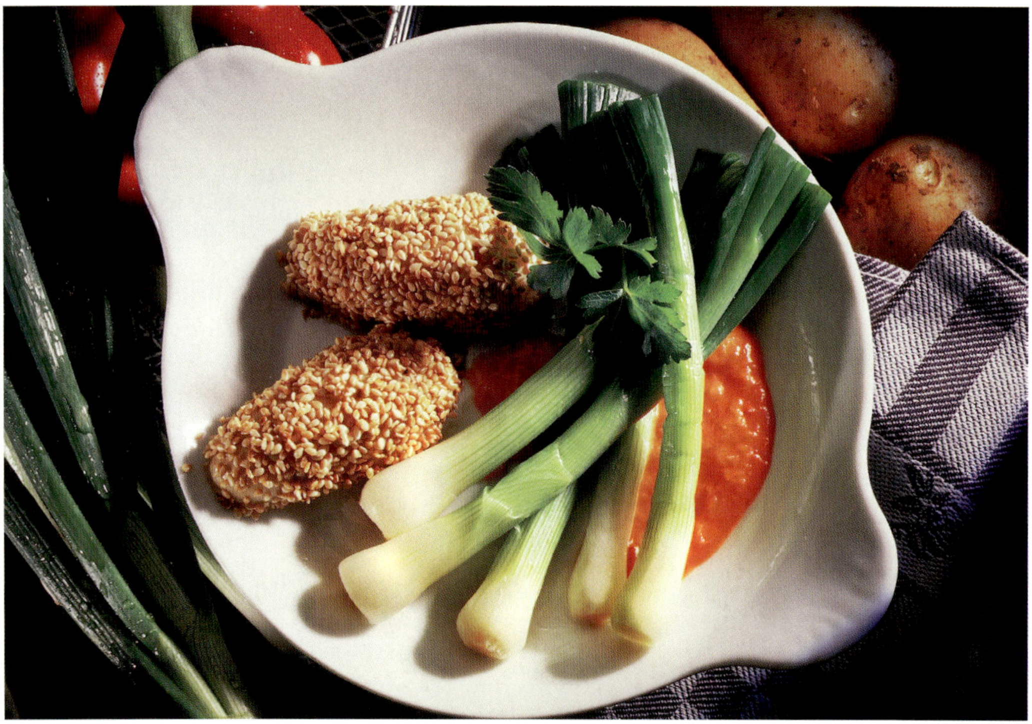

Das Milieu muss immer mitbehandelt werden

Ein gestörtes Milieu führt zu organischen Beschwerden. Bei einer effektiven Behandlung sollte das Milieu deshalb auf jeden Fall im Zentrum stehen. Eine Therapie, die lediglich die Symptome, nicht aber das Milieu behandelt, führt meistens zu Rückfällen, zu krankhaften Verlagerungen oder sogar noch zu einer Verschlechterung des Befindens. Nur in den seltensten Fällen genesen die Patienten vollkommen durch eine Behandlung, die einzig und allein auf die Symptome ausgerichtet ist.

Eine umfassende Therapie sollte immer die Sanierung des Milieus miteinbeziehen und nicht nur die Symptome behandeln.

Die Krankheit an der Wurzel packen

Die enge Verbindung zwischen Körperfunktionen und Milieu zeigt sich unter anderem darin, dass sich die verschiedenen lokalen Beschwerden oder Krankheitssymptome parallel zum Milieu verändern. Je gestörter das Milieu ist, desto größer sind die Beschwerden. Das Gleiche gilt auch umgekehrt: Wenn das Milieu dank einer effektiven Behandlung wieder normale Werte annimmt, verschwinden auch die Beschwerden. Die dabei auftretenden Krankheiten sind demnach nur Ausdruck eines veränderten Milieus.

Wenn man die Funktionen eines gesunden Milieus kennt, ist man in der Lage, vorbeugend zu handeln. Vor allem aber kann man dank dieses Wissens die Ursache einer Krankheit herausfinden und ganz gezielt behandeln. Der Betroffene lernt dann ein ganz neues Lebensgefühl kennen, denn sein Körper ist wieder voller Vitalität und Leistungskraft.

Das bewirkt die Behandlung des Milieus

Eine ganz gezielte und wirksame Behandlung des Milieus fördert die Ausscheidung von Toxinen und behebt gleichzeitig Mängel. Das Milieu soll so weit normalisiert werden, dass es für unsere Gesundheit keine Gefährdung mehr darstellt. Die Ausscheidung der Toxine geschieht mit Hilfe von Heilpflanzen (siehe Seite 68 ff.), die das Absondern von Abfallstoffen über die Leber, den Darm und die Haut anregen. Darüber hinaus werden Milieuschäden durch eine vollwertige Ernährung und die Einnahme von natürlichen Nahrungsergänzungsmitteln behoben, die reich an Vitaminen und Mineralstoffen sind (siehe Seite 66, 67 und 97 ff.).

»Die Speisen und Getränke, die wir zu uns nehmen, regulieren die Körpersäfte und korrigieren einander gegenseitig«, sagte Hippokrates.

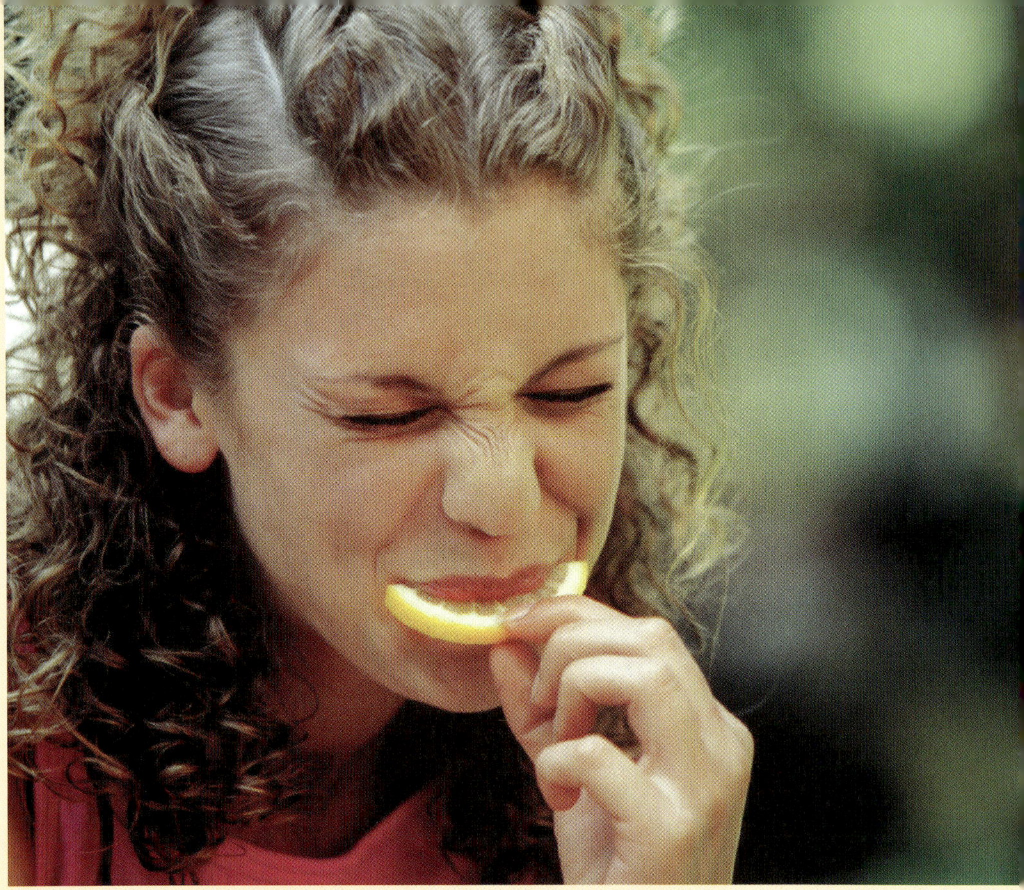

Wenn der Körper sauer wird

Säuren im Organismus sind bis zu einem gewissen Grad normal. Der Körper ist in der Lage, eine bestimmte, allerdings begrenzte Menge zu neutralisieren und auszuscheiden. Besteht jedoch ein Säureüberschuss, dann kommt der pH-Wert des Körpers aus dem Gleichgewicht. In der Regel muss der Organismus dagegen ankämpfen und wird dabei meistens geschädigt. Zum Glück gibt es wirksame Waffen im Kampf gegen eine andauernde Übersäuerung.

So entstehen krankmachende Säuren

Die mit fester und flüssiger Nahrung zugeführten Säuren können ein Ausmaß annehmen, das vom Körper nicht mehr aufgenommen und neutralisiert werden kann.

Oder der Organismus produziert aufgrund eigener Defizite und wegen eines chronischen Mangels an Vitaminen und Spurenelementen selbst zu viele Säuren, weil er nicht in der Lage ist, bestimmte chemische Umwandlungen zu Ende zu führen. Auch eine unzureichende Ausscheidung über Nieren und Haut kann der Grund für eine Anhäufung von Säuren im Organismus sein.

Zellen sind den Säuren ausgeliefert

Da unser Körper in erster Linie aus Flüssigkeit besteht, gelangen die Säuren über das Blut, die Lymphe und die Zellsäfte in den Organismus. Die nährende Flüssigkeit, die unsere Zellen umspült, wird dadurch ebenfalls sauer. Die Zellen sind dem sauren Milieu schutzlos ausgesetzt.

Sind Ihre Zähne anfällig für Karies oder leiden Sie an Paradontose? Eine Entsäuerung kann hier Abhilfe schaffen.

Die verheerende Wirkung der Säuren

Die aggressive Wirkung der Säuren kennen wir alle zur Genüge: Beißen wir beispielsweise in eine Zitronenscheibe, löst dies sofort eine Abwehrreaktion aus. Beim Kontakt mit dem sauren Saft verziehen sich Mund und Gesicht. Die Mundschleimhaut möchte damit ein weiteres Vordringen der Säuren verhindern; gleichzeitig wird mehr Speichel produziert, der die unangenehme Substanz verdünnt. Diesem irritierenden Reiz, den wir im Kontakt mit Zitronensäure erleben, sind unsere Körperzellen in einem sauren Milieu ständig ausgesetzt.

Säuren können so aggressiv sein, dass die Zähne bei übersäuertem Organismus innerhalb weniger Jahre von Karies befallen werden. Zum Vergleich: Zähne prähistorischer Menschen haben ganze Jahrtausende unbeschadet überstanden.

Nicht nur der Mensch nimmt Schaden

Auch Marmor kann sich der ätzenden Wirkung der Säure nicht widersetzen. Man braucht nur eine Zitronenscheibe auf einen polierten Stein zu legen.

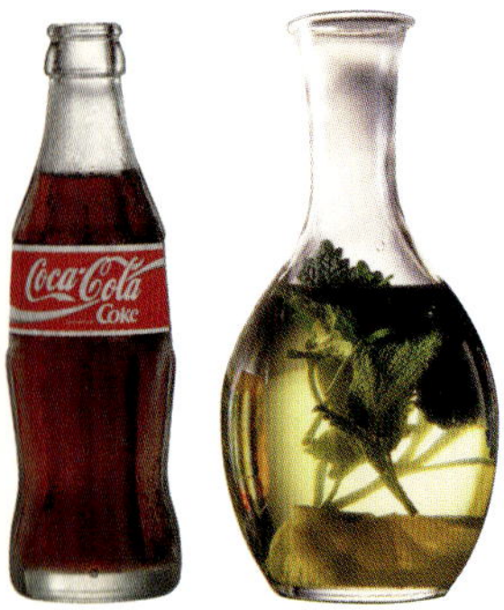

Wussten Sie, dass süße Cola-Getränke viel Säure enthalten? Auch Essig sollte man nur sparsam verwenden.

Nach einer gewissen Zeit ist die glatte Fläche rau und weist unter Umständen eine Vertiefung auf.
Genau wegen dieser ätzenden Wirkung benutzt übrigens die Hausfrau Essig, um den Kalkbelag auf Topfböden und in der Wanne zu entfernen. Und wehe, sie vergisst den Essig in ihrem Bad und spült die Wanne nicht rechtzeitig mit Wasser nach, dann kann sie sich von der »guten« Wirkung der Säure überzeugen: Der Essig bringt nicht nur den Kalk-, sondern auch den Emailbelag zum Verschwinden.
Ähnliches geschieht mit einem Fleischstück, wenn man es in ein Cola-Getränk (stark säurehaltig!) legt.

Was sind denn eigentlich Säuren?

Die Wirkung von Säuren im Organismus hängt von deren Menge ebenso wie von deren Konzentration ab. Es gibt stärkere und schwächere Säuren. Mit Hilfe eines Messsystems kann die Stärke oder der Grad der Säuren bestimmt werden.
Diese Stärke ist abhängig von der Fähigkeit oder Bereitschaft einer chemischen Verbindung, Wasserstoffionen (H) abzuspalten. Man spricht deshalb vom pH-Wert einer chemischen Verbindung, der Fähigkeit (p = Abkürzung von lateinisch potentia), Wasserstoffionen (H = Abkürzung von lateinisch Hydrogenium) freizusetzen.

Der pH-Wert – eine sinnvolle Maßeinheit

Dieser so genannte pH-Wert misst also den Grad der Azidität (Säuregrad) oder Basizität (Zahl der Wasserstoffatome im Molekül einer Säure). Die pH-Werte reichen von 0 bis 14. Die Zahl 7 zeigt ein Gleichgewicht von Säuren und Basen an; man spricht von einem neutralen pH-Wert. Basen (alkalische Substanzen) verhalten sich genau umgekehrt wie Säuren.
Je stärker die Säuren, desto kleiner der pH-Wert. Die pH-Werte 7 bis 0 geben einen zunehmenden Säuregrad an. Je stärker die Basizität oder je schwächer die Säure, desto höher der pH-Wert. Die pH-Werte 7 bis 14 zeigen eine steigende Basizität an (siehe Grafik auf Seite 21).

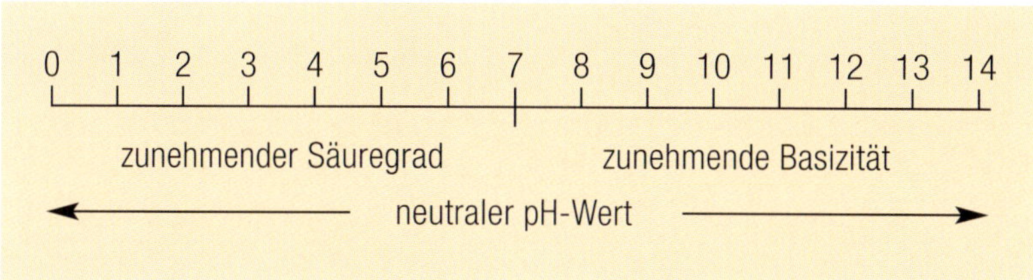

Der pH-Wert aller Substanzen, die wir einnehmen oder die Bestandteil unseres Organismus sind, kann also gemessen und in einer Zahl ausgedrückt werden. Die Zahlen sind das Resultat einer Übereinkunft, eines Messsystems, wobei ein logarithmischer Zusammenhang besteht. Dies kommt beim Übergang von einer Einheit der Skala zur nächsten, z. B. von pH-7 zu pH-6, einer Zunahme der Wasserstoffionen um den Faktor 10 und nicht, wie im arithmetischen System, um plus 1 gleich.

Seifen sollten nicht basisch sein

Substanzen mit einem pH-Wert von 7 bis 14 sind basisch. Dies trifft zum Beispiel für den Speichel (pH-Wert 7,1) zu und den Bauchspeicheldrüsensaft (pH-Wert zwischen 7,5 und 8,8). Die sauren Substanzen zeigen einen pH-Wert von 7 bis 0. Der pH-Wert der obersten Hautschichten beträgt 5,2, weshalb keine alkalischen (basischen) Seifen benutzt werden sollten.

Vorsicht mit basischen Seifen, denn sie können den Säureschutzmantel der Haut angreifen.

Der pH-Wert ist entscheidend

Diese Beispiele zeigen, dass die pH-Werte im Körper unterschiedlich sind. Die diversen Vorgänge können nur normal ablaufen, wenn das entsprechende Milieu einen bestimmten pH-Wert aufweist, nämlich den, der für das jeweilige Enzym erforderlich ist.

Das ist auch der Grund, weshalb der pH-Wert für das gute Funktionieren unseres Organismus eine so entscheidende Rolle spielt. Die Enzyme, die sämtliche für den Organismus notwendigen Funktionen steuern, können ihre Arbeit nur in einem Milieu mit einem konstanten pH-Wert ausüben. Eine Verlangsamung oder gar ein Ausfall ihrer Aktivität führt zu organischen Schäden.

Schlechtes Wachstum auf saurem Boden

Wie wichtig Enzyme sind, weiß auch der Bauer aus seiner landwirtschaftlichen Erfahrung. Wenn eine Kultur schlecht gedeiht, liegt es nicht unbedingt am Boden, der zu wenig Nährstoffe enthält – oft sind diese sogar reichlich vorhanden. Wahrscheinlich ist der Boden zu sauer, sodass die Enzymtätigkeit blockiert wird, die eine Aufnahme der Nährstoffe durch die Pflanzen erst ermöglicht. Die Lösung des Problems: Man führt dem Boden alkalische Substanzen zu und verbessert so seinen pH-Wert.

Abweichungen vom idealen pH-Wert

Der pH-Wert, der unserem Körper die Voraussetzung für ein bestmögliches, das heißt ein normales Funktionieren ermöglicht, liegt bei 7,4. Der Organismus ist stets bemüht, diesen Wert aufrechtzuerhalten. Er kann im Blut gemessen werden. Ein gesundes Milieu hat einen leicht alkalischen (basischen) pH-Wert.

Wie jedes Gleichgewicht im Körper ist auch das zwischen Säuren und Basen labil und muss ständig ausbalanciert werden. Leichte pH-Abweichungen sind durchaus in Ordnung, solange sie nicht die Werte 7,45 in Richtung Basizität und 7,35 in Richtung Azidität über- bzw. unterschreiten (siehe nachfolgende Tabelle). Jenseits dieser beiden Werte wird das Milieu krank. Liegt der pH-Wert eines Milieus zwischen 7,45 und 7,8, spricht man von einem zu alkalischen Milieu (Alkalose). Liegt er zwischen 7,35 und 7, spricht man von einem zu sauren Milieu (Azidose).

Der pH-Wert des Milieus darf den Wert von 7 in Richtung Azidität oder den Wert von 7,8 in Richtung Basiziät nicht überschreiten. Sonst stirbt der Mensch.

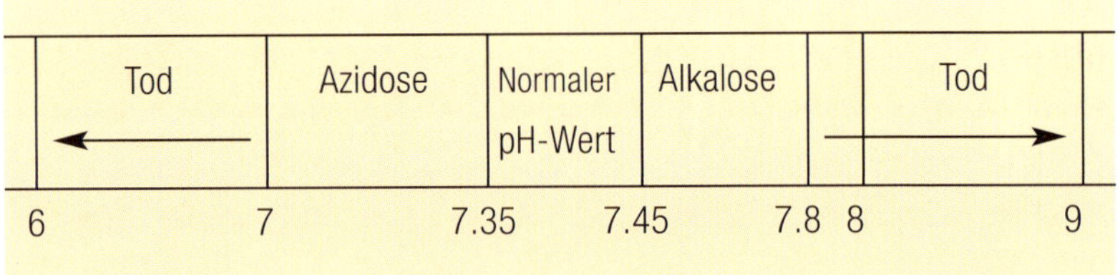

Ursachen für Säureüberschuss

Auch wenn's noch so lecker schmeckt – Süßigkeiten, saures Obst und sogar Honig sollten stets in Maßen gegessen werden! Denn sie sorgen dafür, dass der pH-Wert aus dem Gleichgewicht gerät.

Das bringt den pH-Wert aus dem Gleichgewicht

- Zu viele Säuren durch Nahrungsmittel
- Mangel an Vitaminen, Mineralstoffen und Spurenelementen
- Müdigkeit, Überanstrengung, Stress
- Sauerstoffmangel durch zu wenig Bewegung

Die Waffe gegen Übersäuerung

Wird der Körper von einem Säureangriff überrascht, beginnen die Verteidigungsmechanismen zu wirken. Das so genannte »Puffersystem« erlaubt dem Organismus, große Säuremengen abzufangen, ohne das Gleichgewicht zu verlieren. Die Verteidigung basiert auf einem sehr einfachen Prinzip: Jede Säure wird an eine Base gebunden, wobei sich ein neutrales Salz bildet. So werden die Säuren unschädlich gemacht.

Chlor ist beispielsweise ein für den Körper sehr bedrohlicher, saurer Mineralstoff. Wird er jedoch an den basischen Mineralstoff Natrium gebunden, verliert er seine Gefährlichkeit. Dabei entsteht das nützliche Natriumchlorid (Kochsalz).

Zu den sauren Mineralien gehören unter anderen Schwefel, Phosphor, Chlor, Fluor, Jod und Silizium.

Basische Mineralstoffe – Retter in der Not

Zur Neutralisation der Säuren setzt der Körper automatisch basische Mineralstoffe wie Kupfer, Eisen, Kalzium, Magnesium usw. ein. Sie sind Teil des Körpergewebes. Je stärker die Übersäuerung ist, desto mehr Basen muss der Körper zur Verfügung stellen. Diese mineralischen »Reserven« können natürlich nicht beliebig lange angezapft werden, ohne dass wir krank werden.

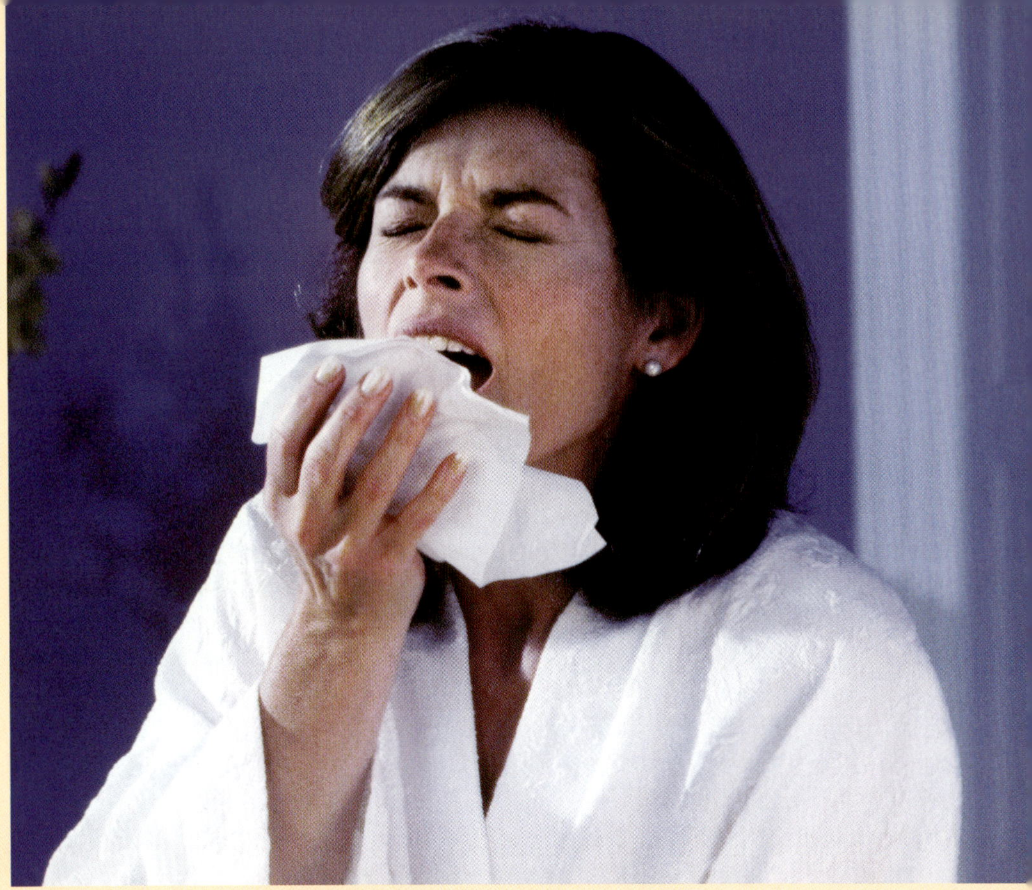

Nerven, Knochen und Organe im Alarmzustand

Ein Säureüberschuss kann den Organismus auf fünf Ebenen angreifen, wobei die Vorgänge manchmal gleichzeitig ablaufen. Sie sind für eine Reihe typischer Beschwerden verantwortlich. Es kommt zu einem andauernden Verlust von wertvollen Mineralstoffen; außerdem verlangsamt sich die Enzymtätigkeit, und die Bildung von Ablagerungen nimmt zu. Bei erhöhter Infektanfälligkeit, Gelenkbeschwerden, Karies oder anderen Leiden sollten Sie Ihren Körper unbedingt entsäuern!

Ein saurer Organismus wird anfällig

Wenn der pH-Wert zu lange und zu stark aus dem Gleichgewicht ist, hat der Körper keine Abwehrmöglichkeit mehr. Er wird zwangsläufig krank. Wichtig ist es, dass der behandelnde Arzt oder Heilpraktiker versucht, dem Körper von einem übersäuerten Milieu in ein basisches zu verhelfen. Dafür gibt es viele sehr wirkungsvolle Möglichkeiten (siehe Seite 56 ff.).

Aggressive oder zu konzentrierte Säuren irritieren das Gewebe und können zu schmerzhaften Entzündungen und Verletzungen der Schleimhaut führen. Davon sind besonders die Ausscheidungsorgane betroffen. Der säurehaltige Schweiß trocknet die Haut aus. In Körperzonen mit extremer Transpiration können sich rote Flecken bilden. Die Haut wird überempfindlich und neigt zu Schrunden.

Ein übersäuerter Urin führt beim Wasserlassen zu Schmerzen. Säuglinge bekommen Hautausschläge am Gesäß. Mütter sind oft verzweifelt, weil sie nicht wissen, wie sie der unangenehmen Windeldermatitis ihrer kleinen Sprösslinge beikommen können.

Wenn der Organismus übersäuert ist, werden Nerven, Organe und Knochen ständig von Säuren umspült.

Die Beschwerden sind vielfältig

Auch im Körperinnern wirken sich zu viele Säuren sehr oft schädlich aus: Die angegriffene Darmschleimhaut wird porös; durch die kleinen Verletzungen können Abfallprodukte vermehrt in die Blutbahn gelangen, sodass der Organismus beginnt, sich allmählich selbst zu vergiften.

Die aggressiven Säuren erfassen Gewebe jeder Art. Auch die Knochen, Gelenke und Wirbel werden angegriffen und zersetzt. Arthritis, Arthrose und ähnliche sehr unangenehme Beschwerden sind die Folge. Oft bleibt dann den Patienten eine Operation nicht erspart. Aber dem kann man vorbeugen, wenn man nur rechtzeitig die richtigen Maßnahmen ergreift.

Mineralstoffverlust hat schlimme Folgen

Wird der Körper mit Säuren überschwemmt und dadurch überlastet, entnimmt er dem Gewebe die zu seiner Verteidigung notwendigen basischen Mineralstoffe. Die häufige und intensive Mobilisierung dieser Reserven führt zu einer allgemeinen Demineralisation des Organismus. Die zusätzliche Einnahme von Mineralstoffen allein bringt kaum etwas. Erst eine gründliche Entsäuerung des Körpers (siehe Seite 56ff.) bewirkt, dass er die für seine Gesundheit notwendigen Stoffe wieder aufnehmen kann.

So macht sich ein Mineralstoffverlust bemerkbar

- Die Organe werden geschwächt und in ihrer Funktion behindert.
- Die endokrinen Drüsen arbeiten langsamer, und die Ausscheidung nimmt dadurch ab.
- Die Haare fallen aus, die Zähne werden von Karies befallen, der Blutdruck sinkt.
- Die geschwächten Gelenke verlieren ihre Widerstandsfähigkeit. Es kommt zu Entzündungen, die einen guten Nährboden für rheumatische Leiden aller Art bilden.

Entsäuerung hilft bei Rheuma

Die Tatsache, dass Rheuma und Arthrose auf Übersäuerung zurückzuführen sind, ist leider viel zu wenig bekannt. Betroffene könnten Linderung oder Heilung erfahren, wenn sich die Behandlung von Gelenkschmerzen nicht auf entzündungs- und schmerzhemmende Medikamente beschränken, sondern mehr mit der Normalisierung des übersäuerten Milieus befassen würde!

Die ständige Einwirkung von Säuren schwächt die Abwehrkräfte von Haut und Schleimhäuten und wirkt sich negativ auf das gesamte Immunsystem aus.

Verminderte Immunabwehr

Haut und Schleimhaut, die durch zu viele Säuren geschwächt und angegriffen werden, können ihre Abwehrfunktion nicht mehr optimal wahrnehmen. Mikroben dringen leichter in den Organismus ein. Das Immunsystem wird durch die aggressiven Säuren und die Demineralisation ebenfalls geschwächt. Die Folge sind häufige, hartnäckige Infektionen in jenen Organen, die von der Übersäuerung am meisten betroffen sind.

Die Bildung von Ablagerungen

Die dem Körpergewebe entnommenen großen Mineralstoffmengen belasten und schwächen die Organe, insbesondere die Ausscheidungsorgane. Mit der Zeit kommt es zu Anhäufungen und Ablagerungen, die zu Steinen (Gallen-, Blasen- oder Nierensteinen) oder zu Verkalkungen der Knochen führen können. Der Abbau von Mineralstoffen im Skelett zieht häufig die gefürchtete Osteoporose nach sich. Eine gründliche Entsäuerung des Körpers, viel Bewegung an frischer Luft und eine vernünftige kalziumreiche Ernährung können den Abbau von Knochensubstanz stoppen.

Der Verlust von Mineralstoffen im Knochen kann zu Osteoporose führen.

Verlangsamung der Enzymtätigkeit

Die Übersäuerung des Körpermilieus verwandelt die Umgebung der Enzyme in ein für ihre Tätigkeit umso ungünstigeres Milieu, je höher der Säuregrad wird. Tausende von chemischen Reaktionen, die für das organische Leben nötig sind, können von den Enzymen nicht mehr ausreichend durchgeführt werden. Dadurch entstehen viele Beschwerden: eine Unterversorgung der Gewebe mit Sauerstoff, eine Verminderung der Energieproduktion, eine Schwächung der organischen Abwehrfähigkeiten usw.

Typische Beschwerden bei Übersäuerung

- Chronische Antriebsschwäche und depressive Verstimmungen
- Rasche Ermüdung und Kältegefühl
- Zahnfleischentzündungen, empfindliche Zähne, Karies bis hin zu Zahnverlust
- Glanzloses Haar, Haarausfall
- Brennen beim Wasserlassen und beim Stuhlgang
- Trockene Haut, Hautrisse und -schrunden, trockene Ekzeme
- Weiche, brüchige, gespaltene, zerfurchte oder fleckige Nägel
- Muskelkrämpfe, Gelenkbeschwerden und Ischias
- Starkes Schmerzempfinden und Infektanfälligkeit

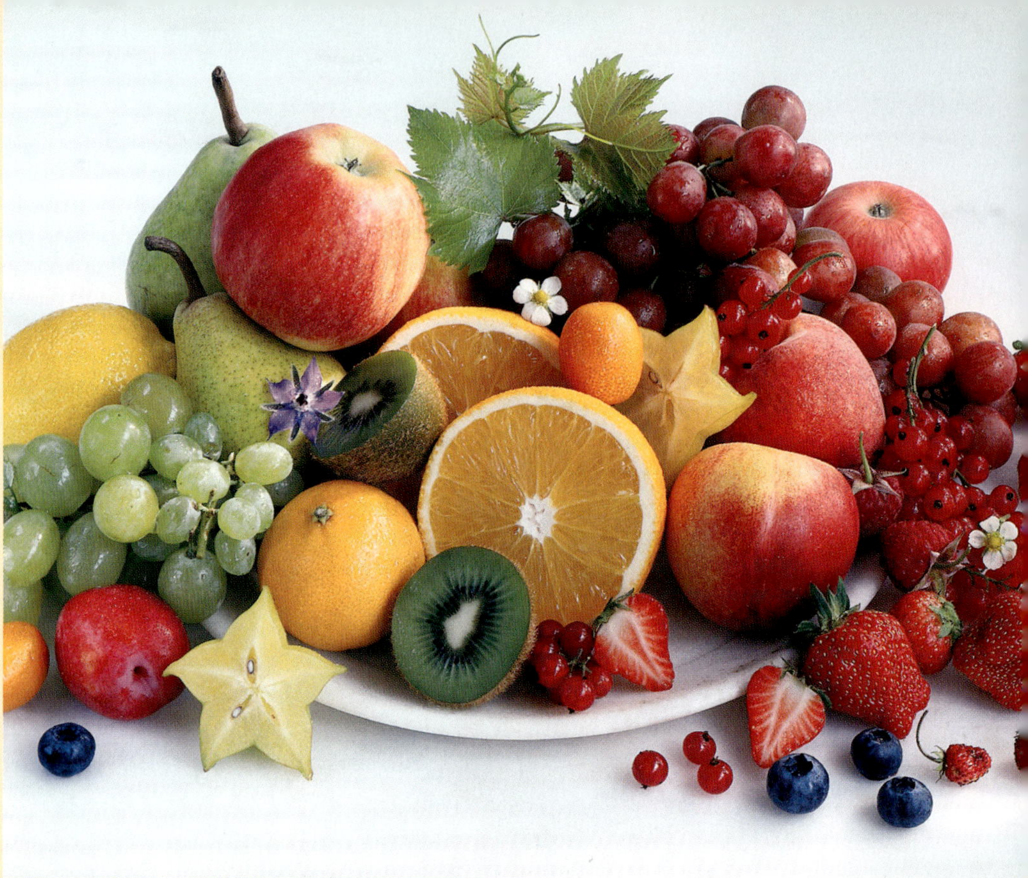

Test: Bin ich im Gleichgewicht?

Sie können Ihr Milieu mit einfachen Mitteln selbst testen. Dazu bedarf es keiner aufwändigen chemischen Analysen. Denn es gibt eine Reihe von Anzeichen, die bei häufigem Auftreten auf ein übersäuertes Milieu hinweisen können. Messen Sie einfach hin und wieder den pH-Wert Ihres Urins mit Hilfe von Lackmuspapier und beantworten Sie die Fragen in den folgenden Kapiteln – Wichtig: Seien Sie dabei ehrlich zu sich selbst!

Bin ich häufig krank?

Eine Übersäuerung des Milieus führt automatisch zur Demineralisation mit den entsprechenden Beschwerden. Anhand der Liste auf Seite 27 sowie durch die Lektüre des Säure-Basen-Specials (siehe Seite 84 ff.) können Sie feststellen, ob Sie eine oder mehrere Krankheiten schon einmal durchgemacht haben. Bei Personen, die auf Säure empfindlich reagieren, sind meistens mehrere dieser Krankheiten aufgetreten.

Haben Verwandte die gleichen Krankheiten?

Wenn die Eltern an einer Säurestoffwechselstörung leiden, können die Kinder diese Veranlagung geerbt haben.

Reagiere ich empfindlich auf Säuren?

Unsere Reaktion auf saure Nahrungsmittel zeigt, ob unser Säurestoffwechsel geschwächt ist. Treten Unwohlsein, plötzliche Müdigkeit oder andere Beschwerden auf (siehe Seite 27 und 84 ff.), dann ist der Abbau- und Umwandlungsprozess der Säuren gestört. Je größer der Verzehr saurer Speisen ist, desto ausgeprägter sind die Beschwerden.

Schreiben Sie einen Tag lang auf, was Sie an Speisen und Getränken zu sich nehmen: Ist viel Saures dabei?

Wie vertrage ich saure Früchte?

Wer sich darüber Gewissheit verschaffen will, muss seine Gesundheit nicht mutwillig aufs Spiel setzen. Man braucht sich nur in Erinnerung zu rufen, wie der Körper bisher auf erhöhten Genuss von sauren Früchten (Himbeeren, Zitrusfrüchten, Tomaten usw.) oder auf eine Zitronensaft- oder Traubenkur reagiert hat. Wenn sich der Allgemeinzustand nicht verändert oder wenn er sich gar verbessert hat, dann kann eine Störung des Säurestoffwechsels ausgeschlossen werden. In diesem Fall sind saure Nahrungsmittel nach wie vor erlaubt. Ist das Gegenteil der Fall, dann sollte man sich der Säuren annehmen und seine Ernährung so schnell wie möglich umstellen.

Kuren entgiften den Körper

Die unmittelbaren Folgen einer Kur sind nicht immer leicht zu interpretieren. Jede strenge Diät führt zu einer vermehrten Ausscheidung von Giftstoffen, die recht

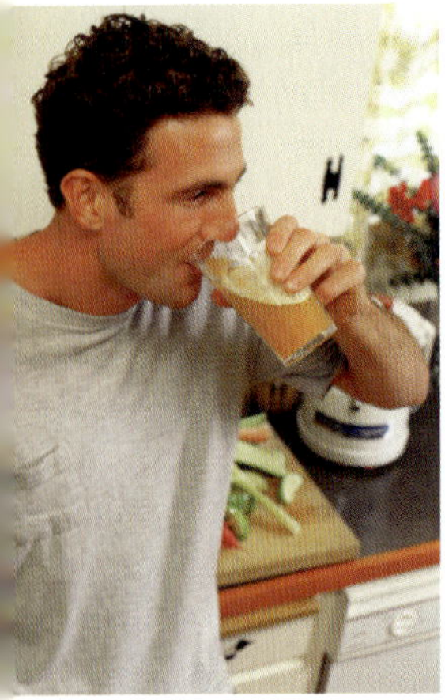

Bei einer Saftkur ist Vorsicht geboten. Sprechen Sie vorher mit Ihrem Arzt.

drastische Formen annehmen kann. Diese so genannten »Entgiftungskrisen« können eigentliche Krankheitssymptome wie Ekzeme, Bronchitis usw. auslösen. Unserem Organismus kommen diese auch als Heilungskrisen bezeichneten Phasen insofern zugute, als sie ihn von belastenden Abfallstoffen befreien.

Die Obstkur – ein Sonderfall

Während einer Zitronensaft- oder Früchtekur gehören die Symptome zum Heilungsprozess. Bei Patienten, die an einer Störung des Säurestoffwechsels leiden, führt eine solche Diät jedoch innerhalb kurzer Zeit zur Übersäuerung des Milieus und damit zu einer Demineralisation mit entsprechenden Beschwerden.

Werden diese Symptome fälschlicherweise als Heilungskrise interpretiert, und der Patient setzt seine Diät fort, dann gefährdet er seine Gesundheit. Zu dieser Fehleinschätzung kommt es besonders häufig bei fruchtlastigen Diäten, die aufgrund persönlicher Vorlieben und/oder ohne fachliche Rücksprache mit dem Arzt oder Therapeuten zusammengestellt werden.

Sind meine Muskeln druckempfindlich?

Bei saurem Milieu steigt der Säuregehalt im Körpergewebe und auch in den Muskeln. Sie werden dadurch druckempfindlich. Normalerweise lässt sich ein Muskel kneten und bis auf den Knochen drücken, ohne dass dies schmerzt. Man kann den Säuregrad des Organismus also auch abschätzen, wenn man auf die Muskeln so viel Druck ausübt, dass man den Knochen spürt.

Demineralisation oder Entgiftung?

Ob den Beschwerden eine Demineralisation oder eine Entgiftung zugrunde liegt, lässt sich aufgrund ihrer Dauer feststellen. Heilungskrisen sind immer nur kurz und verschwinden während der Kur rasch wieder. Übersäuerungssymptome halten länger an und verschärfen sich zunehmend.

Ernähre ich mich richtig?

Wie viele Säuren Sie konsumieren, können Sie anhand der Listen auf den Seiten 47 und 50 feststellen. Besteht Ihre Ernährung im Allgemeinen eher aus basischen (siehe Seite 54) oder aus sauren und säurebildenden Lebensmitteln? Wenn Sie darüber Bescheid wissen, haben Sie zumindest schon eine Basis für eine gesunde Ernährung geschaffen.

Ist mein pH-Wert normal?

Der übersäuerte Organismus scheidet überschüssige Säuren mit dem Urin aus. Der Urin wird somit sauer. Normalerweise liegt der pH-Wert des Urins ab dem zweiten Morgenurin zwischen 7 und 7,5. Der erste Morgenurin ist gewöhnlich saurer, weil sich darin die während der Nacht abgesonderten, meist sauren Abfallprodukte angesammelt haben. Sie erinnern sich: Je stärker die Säure, desto niedriger der pH-Wert.

So bestimme ich meinen pH-Wert:

Den pH-Wert des Urins können Sie mit Lackmuspapier (pH-Indikatorpapier aus der Apotheke) feststellen, das Sie in den Urin tauchen. Die Farbe des Papiers verändert sich je nach Säuregrad, der anhand einer Farbskala bestimmt werden kann.

Eine einzige Kontrolle reicht allerdings nicht aus, um den Säuregehalt des Urins zuverlässig zu bestimmen. Der pH-Wert des Urins wird von verschiedenen Faktoren wie Ernährung, Müdigkeit, körperlicher Anstrengung, Stress usw. beeinflusst. Wenn Sie ein realistisches Bild von Ihrem pH-Wert bekommen wollen, müssen Sie ihn regelmäßig (morgens, mittags und abends) kontrollieren. Die pH-Werte können Sie in die Tabelle im Säure-Basen-Special (siehe Seite 96) eintragen. So können Sie leicht herausfinden, ob Sie übersäuert sind.

Mit dem gleichen Test können Sie übrigens auch den pH-Wert Ihres Speichels bestimmen. Er liegt normalerweise bei 7,1.

Um ein aussagekräftiges Ergebnis zu bekommen, müssen Sie Ihren pH-Wert regelmäßig morgens, mittags und abends kontrollieren.

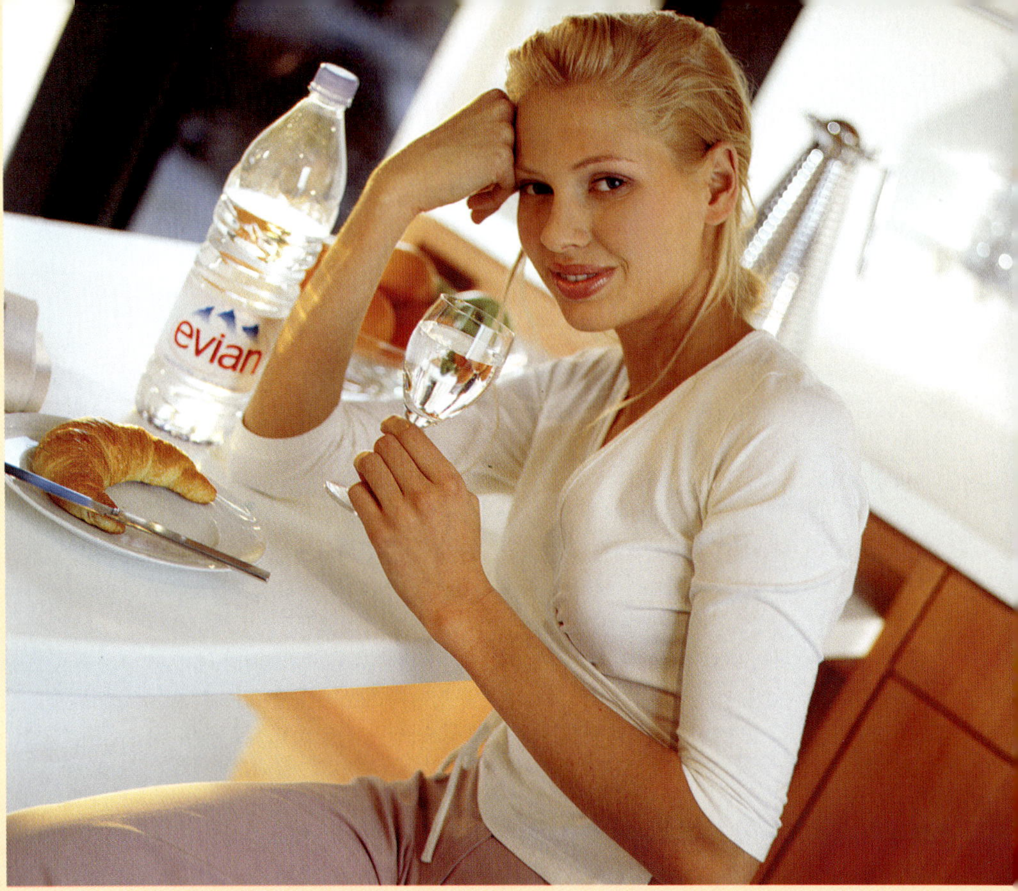

So verliert der Organismus die Balance

Extremsportler, die starke Muskelarbeit leisten, und Berufstätige, die ständig unter Strom stehen und obendrein vielleicht noch zu wenig Schlaf abbekommen, leben in der Gefahr konstanter Übersäuerung. Manche sind von ihrer Konstitution her jedoch besser dagegen gerüstet und können die entstandenen Säuren problemlos wieder abbauen. Andere wiederum müssen ihren Stoffwechsel ständig im Auge behalten und geeignete Maßnahmen gegen drohende Übersäuerung ergreifen.

Robuste Menschen wehren Säuren ab

Bei gut funktionierendem Säurestoffwechsel verfügt der Organismus über genügend Mineralstoffe und ist bei einer Übersäuerung in der Lage, die Überschüsse problemlos abzubauen. Eine Gefahr besteht nur dann, wenn es in kurzen Abständen und über eine längere Zeit zur Übersäuerung kommt, was eine Veränderung des Körpermilieus zur Folge hat kann.

Ein mangelhafter Säurestoffwechsel

Bei schlecht funktionierendem Säurestoffwechsel ist der Organismus schon mit einer geringen Menge an Säure rasch überfordert. Er kann sie nur ungenügend neutralisieren, die Mineralstoffdepots sind dann rasch erschöpft. Die Abbaukapazität ist klein, sodass die Säure nicht umgewandelt wird, sondern im Körper verbleibt. Eine solche Schwäche im Säurestoffwechsel führt dazu, dass die Betroffenen scheinbar oft »grundlos« an Übersäuerung leiden und ihr Organismus »aus allem und jedem Säure produziert«, wie sie sich gelegentlich selber ausdrücken. Alltagsärger oder eine anstrengende Phase genügen, um den Säurestoffwechsel zu reduzieren und so den Säuregehalt im Körpergewebe ansteigen zu lassen.

Bei einem schlechten Säurestoffwechsel sollten Sie viel basische Kost zu sich nehmen.

Die Beschwerden kommen schnell

Jeder, der zu viel Säure zu sich nimmt und dadurch seinen Organismus mit zu wenig Sauerstoff, Vitaminen und Spurenelementen versorgt, riskiert eine Übersäuerung. Doch während die Übersäuerung des Milieus bei Personen mit einem gesunden, robusten Stoffwechsel höchstens vorübergehend zu leichten Unpässlichkeiten führt, ruft sie bei Menschen mit einem gestörten Säurestoffwechsel sofort Beschwerden hervor. Wer zu Übersäuerung neigt, kann dann – und nur dann – ein absolut normales und gesundes Leben führen, wenn er die Säurezufuhr auf seinen Organismus abstimmt.

Für diese Personen ist es wichtig, die Faktoren der Übersäuerung genau zu kennen, denn diese Faktoren sind die eigentliche Ursache für die Entstehung eines sauren Milieus. Hier muss der Patient ansetzen, wenn er eine positive Veränderung seines Milieus erreichen will. Ein fundiertes Wissen über die saure und basische Wirkung der Nahrungsmittel ist dabei ganz wichtig.

Der Geschmack eines Nahrungsmittels sagt noch nichts über seine Wirkung im Stoffwechselprozess aus. So schmecken säurebildende Nahrungsmittel häufig neutral, und sauer schmeckende können durchaus in basische Substanzen umgewandelt werden.

Die Nahrung als »Säurefalle«

Sauer ist nicht das Gleiche wie säurebildend. Wer meint, Walnüsse oder Haselnüsse, die nicht sauer schmecken, könne er getrost in großer Menge verzehren, der tappt unwissend in die »Säurefalle«.

Was sauer schmeckt, kann basisch sein

Der saure Charakter so genannter saurer Nahrungsmittel ist vom Geschmack her leicht feststellbar. Sie schmecken sauer, weil sie viel Säure enthalten. Im Organismus bleiben sie jedoch nicht unbedingt sauer. Bei den meisten Menschen werden diese Produkte in basische Substanzen umgewandelt. Bei gestörtem Säurestoffwechsel hingegen bleiben sie ganz oder zum Teil sauer.

Süßer Zucker – ein säurebildendes Nahrungsmittel

Säurebildende Nahrungsmittel schmecken nicht sauer, sie scheinen sogar neutral oder basisch zu sein. Beim Umwandlungsprozess im Organismus setzen sie aber erhebliche Säuremengen frei. Weißen Zucker z. B. verwenden wir zum Süßen saurer Früchte. Bei seiner Umwandlung in Energie entstehen jedoch Säuren.

Der Säureanteil im Essen

Unsere Nahrung setzt sich aus sauren, säurebildenden und basischen Produkten zusammen. Ihr Anteil bestimmt die Säuremenge, die der Organismus zu verarbeiten hat. Sie sind auch für das Risiko einer Übersäuerung verantwortlich.

Basische Kost – ein gesunder Genuss

Alkalische oder basische Speisen hingegen (siehe Seite 54) enthalten wenig oder gar keine Säure, und sie produzieren auch im Körper keine sauren Substanzen. Kartoffeln und grünes Gemüse beispielsweise sind äußerst reich an Basen.

Basische Speisen zur Neutralisation

Wird die Menge saurer und säurebildender Nahrungsmittel durch den entsprechenden Verzehr basischer Produkte ausgeglichen, so muss das Puffersystem gar nicht erst in Aktion treten, denn Basen neutralisieren die Säuren.

Dominieren jedoch saure und säurebildende Nahrungsmittel, dann gelangen große Mengen an Säure in die Blutbahn. Da die für ihre Neutralisierung benötigten Nahrungsbasen fehlen, werden die erforderlichen alkalischen Mineralstoffe über das Puffersystem dem Körper entnommen – mit den bereits geschilderten Folgen.

Es ist wichtig, die sauren, säurebildenden und basischen Nahrungsmittel zu kennen, um das Risiko der Übersäuerung abschätzen und das Milieu korrigieren zu können.

Übersäuerung

Zu einer Übersäuerung des Organismus kommt es dann, wenn unsere Nahrung mehr aus sauren und säurebildenden als aus basischen Speisen besteht.

Vitamine bringen die Enzyme in Schwung

Damit die Nahrung für den Organismus verfügbar ist, muss sie zuerst einen Umwandlungsprozess durchlaufen, der die ursprüngliche Substanz in aufeinander folgenden Schritten verändert. Auf jeder Stufe der Umwandlung sind verschiedene Enzyme beteiligt. Wichtig ist, dass jedes dieser Enzyme seine Aufgabe erfüllt. Das ist aber nur möglich, wenn sie durch »Enzymaktivatoren« stimuliert werden. Diese sind nichts anderes als Vitamine und Spurenelemente (Mangan, Kobalt usw.).

Jede Stufe dieses Prozesses ist vom korrekten Ablauf der vorhergehenden Stufe abhängig. Das Fehlen eines einzigen Aktivators kann die Tätigkeit aller nachfolgenden Enzyme in der Kette bremsen oder gar den gesamten Ablauf blockieren.

Da die Zwischensubstanzen, die bei der Umwandlung gebildet werden, meistens Säuren sind, trägt ein Mangel an Vitaminen und Spurenelementen wesentlich zur Übersäuerung des Milieus bei.

Die Nahrungsmittelumwandlung – ein wichtiger Prozess

Nehmen wir als Beispiel die Umsetzung von Glukose (Traubenzucker) im Stoffwechsel: Sie durchläuft zwei Phasen, bevor sie vom Organismus genutzt werden kann. Die erste erfolgt ohne Sauerstoff (anaerobe Phase), die zweite mit Sauerstoff (aerobe Phase).

Durch Sauerstoff entsteht Energie

In der anaeroben Phase wird die Glukose durch Enzyme aufgespaltet und stufenweise in verschiedene Säuren umgewandelt. Diese werden auch als intermediäre, toxische Metaboliten (ITM) bezeichnet. Es sind also giftige, saure Substanzen.

Erst in der aeroben Phase werden die sauren Substanzen weiter abgebaut. Mit Hilfe von Sauerstoff (O_2) und weiteren Enzymen entsteht Energie. Die einzigen Abfallprodukte dieses Prozesses sind Kohlensäure (CO_2) und Wasser (H_2O), die den Organismus über die Atemwege bzw. über Urin und Schweiß wieder verlassen.

Anaerobe Phase

Glukose	Enzyme →	Zitronensäure Alpha-Ketoglutarsäure Brenztraubensäure Bernsteinsäure Fumarsäure Oxalessigsäure Milchsäure

Die gebildeten Säuren bezeichnen wir als intermediäre toxische Metaboliten (ITM).

Aerobe Phase

$$\text{ITM} + \text{Sauerstoff} \xrightarrow{\text{Enzyme}} H_2O + CO_2 + \text{Energie}$$

Es darf keine Säure übrig bleiben

Normalerweise, wenn Sauerstoff, Enzyme und ihre Aktivatoren ausreichend vorhanden sind, werden die ITM-Säuren vollständig umgewandelt.
Ist dies nicht der Fall, wird der Umwandlungsprozess nicht zu Ende geführt, und die Produktion von Energie und $H_2O + CO_2$ bleibt aus. Es kommt nicht zur Oxydation der ITM. Die nicht neutralisierten Säuren bleiben im Organismus zurück.

Zu viel Zucker macht krank

Der Grund, weshalb raffinierter Zucker bei der Umwandlung mehr Säure bildet als alle anderen Zuckerarten, liegt in seiner Zusammensetzung. Durch die industrielle Bearbeitung werden ihm sämtliche Vitamine und Spurenelemente entzogen, sodass die wertvollen Enzymaktivatoren fehlen. Raffinierter Zucker wird dann zum Problem, wenn man ihn in großer Menge vertilgt.

Bei der Umwandlung von Fett und raffiniertem Zucker entstehen viele toxische und saure Substanzen.

Auch Fett sorgt für Übersäuerung

Bei der Umsetzung von Fettkörpern werden toxische und saure Substanzen gebildet: Azeton, Säuren, Azetessigsäure und Beta-Hydroxy-Buttersäure. Diese Ketonkörper werden in einer nächsten Phase weiter umgewandelt, bis sie verschwinden – sofern der ganze Umwandlungsprozess abläuft. Wenn nicht, kann es zu einer Säureansammlung im Blut kommen (Ketoazidose)

Fehlen Vitalstoffe, rebelliert der Körper

Trotz verbreiteter Überernährung gibt es Mangelerscheinungen an Substanzen, die in Nahrungsmitteln nur in kleinsten Mengen vorkommen. Das trifft besonders auf die Vitamine und Spurenelemente zu. Sie fehlen hauptsächlich deshalb, weil sie durch Raffination und Haltbarmachung entzogen oder zerstört wurden.
Der Säureüberschuss im Körper ist also oft das Resultat unvollständiger biochemischer Umwandlungen, die auf einen Mangel an Vitaminen und Spurenelementen zurückzuführen sind.

Sauerstoffmangel hat schlimme Folgen

Für die chemischen Umwandlungsprozesse ist Sauerstoff unbedingt notwendig. Zwar atmen wir ununterbrochen, aber trotzdem können wir unter Sauerstoffmangel leiden. Die eingeatmete Luftmenge – und damit auch die dem Körper zur Verfügung stehende Sauerstoffmenge – ist von Mensch zu Mensch verschieden. Es gibt Personen mit normaler und mit eingeschränkter Atemkapazität. Zudem gibt es verschiedene Möglichkeiten, diese Atemkapazität zu nutzen.

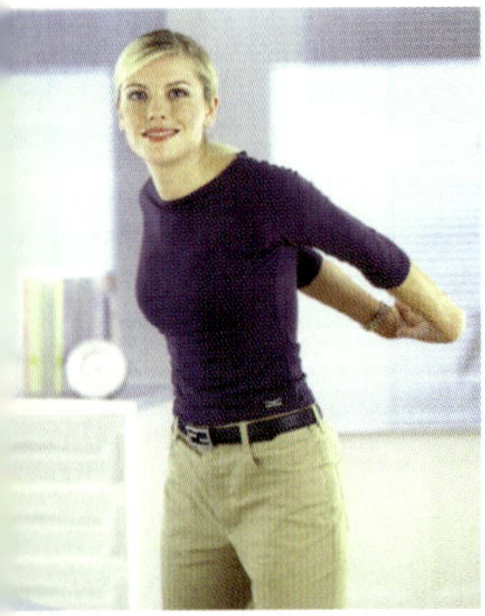

Einige gymnastische Übungen zwischendurch helfen gegen Sauerstoffmangel.

Viel Bewegung an frischer Luft!

Haben wir in unserem Alltag genügend körperliche Aktivitäten, die für eine regelmäßige und tiefe Belüftung unserer Lungen sorgen? Oder ist dieser Luftaustausch auf ein Minimum beschränkt, wie dies bei einer sitzenden Tätigkeit oft der Fall ist?

Der für die biochemischen Umwandlungen benötigte Sauerstoff muss in der Tiefe des Gewebes auf Zellebene vorhanden sein – und nicht nur in den Lungen. Der Weg von den Lungen in die Zellen ist lang und möglicherweise voller Hindernisse, wenn die Körpersäfte, die ja auch als Transportmittel dienen, in ihrer Zusammensetzung nicht optimal sind.

Tipps für eine gute Sauerstoffversorgung

- Regelmäßig Sport und Bewegung im Freien
- Sauerstoffräuber wie Alkohol und Nikotin meiden
- Den Alltag möglichst stressfrei gestalten
- Zwischendurch Ruhepausen einlegen
- Eine Entspannungsmethode wie beispielsweise Yoga, Autogenes Training oder Qi Gong erlernen
- Bei sitzender Tätigkeit ab und zu Atemübungen und Gymnastik machen. Eine einfache Übung: ausgiebiges Gähnen. Strecken Sie dabei die Arme, so erweitern sich Mund- und Rachenraum von selbst, und die Lungen werden optimal mit Sauerstoff versorgt.

Schlechtes Milieu – schlechte Sauerstoffversorgung

Ob der Sauerstoff in ausreichender Menge die Zellen erreicht, hängt von der Qualität des Transportmittels ab, beispielsweise von der Eisenmenge, der Abfallmenge und der Umlaufgeschwindigkeit.

Je nach Beschaffenheit des Milieus lässt sich das organische Gewebe mit einem Sumpfgebiet vergleichen, in dem das Wasser nur träge zirkuliert, sodass der Sauerstoff, bezogen auf unseren Körper, die Zellen kaum oder gar nicht erreicht.

Sauerstoffmangel reduziert die Verbrennung von Säure drastisch.

Ein Spaziergang kann Wunder wirken

Wie sich eine gute Sauerstoffversorgung der Zellen auf den pH-Wert unseres Milieus auswirkt, zeigt dieses Beispiel:

Nach einem anstrengenden Arbeitstag drückt sich eine Übersäuerung des Milieus in einer Übersäuerung des Urins aus. Der pH-Wert des Urins, der normalerweise bei 7 liegt, kann auf 5 sinken, also sehr sauer sein. Wir brauchen jedoch nur einen ausgedehnten Spaziergang an der frischen Luft zu machen, und schon ist der pH-Wert wieder normal, ohne dass wir ein alkalisches Produkt zu uns genommen haben.

Der auf dem Spaziergang getankte Sauerstoff reicht vollkommen aus, um die zahlreichen im Umlauf befindlichen Säuren zu neutralisieren und den pH-Wert des Urins wieder zu normalisieren – eine einfache Methode, die nicht einmal etwas kostet und auf die jeder von uns immer wieder zurückgreifen sollte.

Probleme mit der Atmung

Wenn der Körper gegen Übersäuerung ankämpfen muss, sorgt er automatisch für eine größere Sauerstoffzufuhr.

Bei Schwerkranken, die an einer Azidose (Übersäuerung) leiden, nehmen Atemrhythmus und Atemtiefe manchmal sogar hyperventilatorische (Hyperventilation = übermäßige Steigerung der Atmung) Formen an.

Überanstrengung macht den Körper sauer

Körperliche Betätigung ist ein unverzichtbarer Teil des Lebens. Die bei Muskelaktivität anfallenden Abfallprodukte (z. B. Milchsäure, Brenztraubensäure, Kohlensäure) sind deshalb für den Körper keineswegs schädlich. Die Kohlensäure wird beim Ausatmen über die Luftwege ausgeschieden. Milchsäure, Brenztraubensäure usw. werden problemlos oxidiert und in Energie umgewandelt. Dadurch verschwindet der saure Charakter vollständig.

Überanstrengung, Stress und Schlafmangel erhöhen den Säuregehalt im Organismus.

Wird der Körper jedoch extrem gefordert, sammeln sich bei einer langsameren Zirkulation infolge von Müdigkeit die Abfallprodukte in den Muskeln. Das Gewebe erhält zu wenig Sauerstoff, sodass die Milchsäure nur unvollständig umgewandelt wird. Es kommt zu Muskelschmerzen, die wir als »Muskelkater« bezeichnen.

Der pH-Wert des Muskelgewebes kann sich verändern, je nachdem, ob der Muskel erholt oder erschöpft ist. Man braucht übrigens nur »Müdigkeitstoxine« (Säuren) in einen ausgeruhten Muskel zu spritzen, und schon ermüdet er.

Die Ursache ständiger Müdigkeit

Körperliche Überanstrengung trägt also auch zur Übersäuerung des Milieus bei. Allerdings ist dies bei unserer mehrheitlich sitzenden Lebensweise nicht so häufig ein Problem. Schlafmangel, Stress und konstante Überforderung, die unser modernes Leben oft genug dominieren, haben jedoch die gleiche Wirkung.

Die Ansammlung von Säuren im Muskelgewebe führt zu Müdigkeit. Das ist auch der Grund, weshalb an Übersäuerung leidende Menschen ohne körperliche Anstrengung immer müde sind und sich in Ruhepausen nur schlecht erholen können. Wird der Körper durch ein anstrengendes Bewegungsprogramm dann noch zusätzlich strapaziert, sodass es zur Ansammlung von sauren Toxinen im Gewebe kommt, reagiert er manchmal sogar mit Fieber, um die Säuren besser verbrennen und die bedrohliche Situation entschärfen zu können. Wir können diese Form von Fieber bei Kindern nach einem allzu anstrengenden Tag und bei Soldaten nach einem extrem langen Fußmarsch beobachten.

Mangelnde Ausscheidung über Nieren und Haut

Die Säuren, die wir durch die Nahrung zu uns nehmen (exogene Säuren), und die, die unser Körper aufgrund seiner natürlichen Funktionen selbst produziert (endogene Säuren), werden über Nieren und Haut ausgeschieden. Die Säurekonzentration in unserem Milieu hängt also auch davon ab, ob die beiden Organe ihre Funktion der Filtrierung und Ausscheidung einwandfrei erfüllen.

Ein einfacher Urintest

Die Nieren sollten 5- bis 6-mal täglich rund 1,5 Liter Urin komplett ausscheiden. Auch die Zusammensetzung des Urins spielt eine wichtige Rolle. Er kann unterschiedliche Mengen Abfallstoffe, unter anderem Säuren, enthalten. Nur eine genaue Urinanalyse gibt absolute Gewissheit, ob die Nieren genügend Abfallprodukte filtrieren und ausscheiden.
Auch Farbe und Geruch des Urins geben Auskunft. Er sollte zitronengelb sein; dies deutet auf eine gewisse Abfallmenge hin. Wenn der Urin transparent ist, obwohl man nicht viel getrunken hat, enthält er zu wenig Toxine. Bei 2 bis 3 Litern Flüssigkeit täglich ist es jedoch normal, wenn der Urin farblos ist. Sein typischer Geruch nimmt dann ab oder verschwindet völlig, wenn er wenig Abfallstoffe enthält.

Die Säurekonzentration in unserem Organismus hängt nicht nur von der Aufnahme über die Nahrung und der Eigenproduktion ab, sondern auch von der einwandfreien Funktion unserer Nieren und unserer Haut.

Schwitzen reguliert den Wasserhaushalt

Bei der Haut regeln die Schweißdrüsen die Ausscheidung von Säuren. Der Körper scheidet täglich rund 800 ml/8 dl Flüssigkeit in Form von Schweiß aus. Da Schweiß rasch verdunstet, nehmen wir die Ausscheidung erst wahr, wenn die Drüsen bei hohen Temperaturen oder Anstrengung vermehrt Flüssigkeit absondern.

Schutz vor Vergiftung

Es gehört also zu den Aufgaben der Ausscheidungsorgane, täglich eine bestimmte Menge Abfall loszuwerden. Sie kann, wenn nötig, erhöht werden. Das hat allerdings den Nachteil, dass die Ausscheidungsorgane durch die hohe Säurekonzentration irritiert werden. Der Organismus nimmt diesen Nachteil jedoch in Kauf, um sich vor einer Vergiftung zu schützen.

Bei ungenügender Ausscheidung durch Nieren und Haut werden Toxine und Säuren im Körper gesammelt.

Lassen Sie sich vor einer Entsäuerungskur von Ihrer Ärztin oder Ihrem Arzt beraten.

Die Entsäuerung kann lange dauern

Jedes Mal, wenn eine neue Welle unbewältigter Abfallprodukte den Organismus bedroht, werden jene der vorangegangenen Welle im Gewebe eingelagert. Es kann in diesem Fall Jahre dauern, bis die Säuren wieder freigesetzt und über die Ausscheidungsorgane abtransportiert werden.

Dazu bedarf es dann einer langwierigen Korrektur des sauren Milieus (siehe Seite 56 ff.), bei der man auf jeden Fall Unterstützung von einem Arzt oder Heilpraktiker bekommen sollte. Mit ihm gemeinsam muss man den genauen Ursachen der Übersäuerung auf den Grund gehen und dann eine ganz gezielte Entsäuerung einleiten.

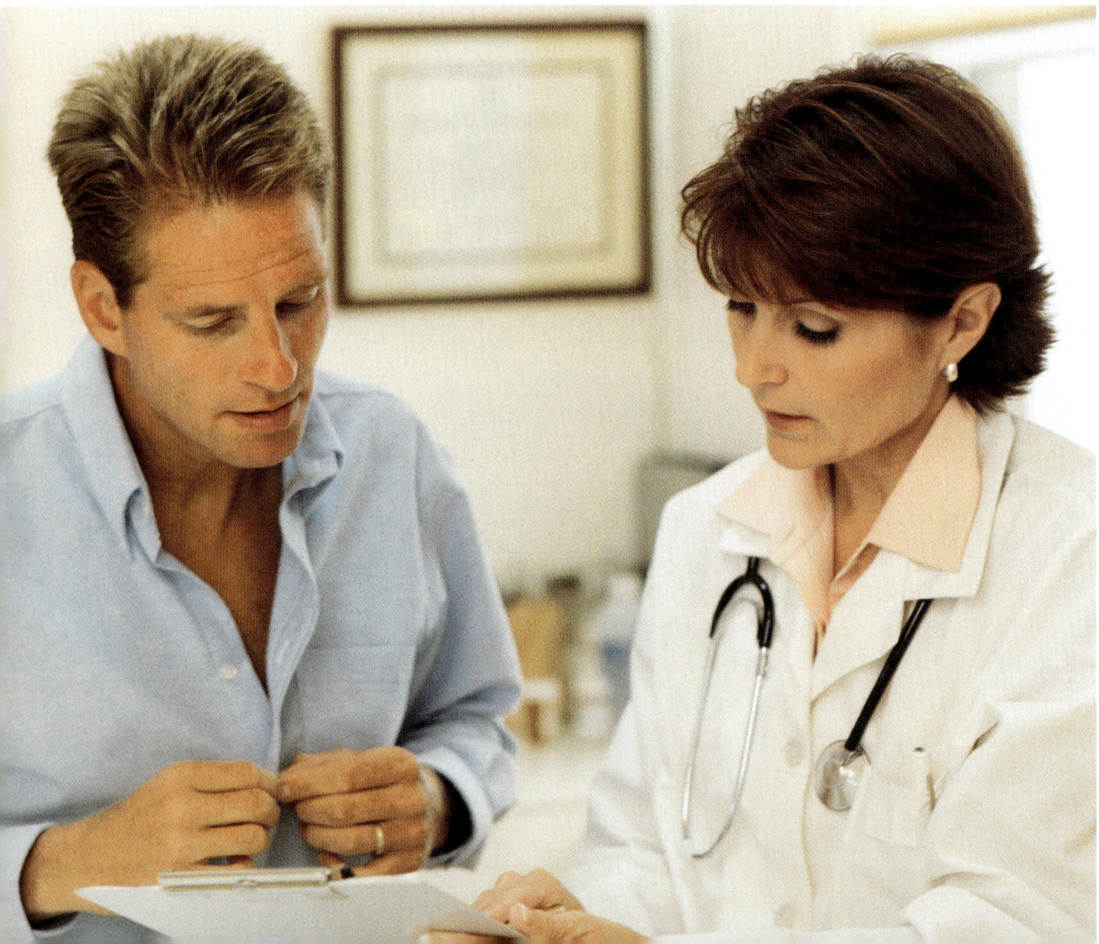

Schlechte Funktion der Verdauungsdrüsen

Jedes Enzym, das von den Verdauungsdrüsen freigesetzt wird, kann nur innerhalb eines bestimmten pH-Bereichs aktiv sein. Im Magen läuft der Verdauungsprozess in einem stark sauren, im Mund und im Darmtrakt hingegen in einem eher basischen Milieu ab.
Wenn der Speisebrei den Magen verlässt, hat er einen pH-Wert von rund 1,5. Dieser ausgesprochen hohe Säuregrad, der für die Verdauung von Eiweiß im Magen unbedingt notwendig ist, wäre für den Verdauungsvorgang im Darm jedoch sehr schlecht. Die Säure wird deshalb neutralisiert und der pH-Wert in den basischen Bereich geführt.

Unerwünschte Gärung im Darm

Die Umwandlung des Speisebreis wird durch die Sekrete von Galle und Bauchspeicheldrüse erreicht. Die Galle weist einen pH-Wert von bis zu 8,5 auf, die Bauchspeicheldrüse von 7,5 bis 8,8. Sind Leber und Bauchspeicheldrüse in ihrer Funktion eingeschränkt, sodass sie qualitativ und quantitativ minderwertiges Sekret produzieren, kann der Speisebrei nur unzureichend basisch gemacht werden.

Wer gesund werden will, muss zuerst die Ursachen seiner Krankheit bekämpfen: die Faktoren der Übersäuerung.

Die durch die Nahrung zugeführten und durch den Magensaft produzierten Säuren werden dadurch schlecht neutralisiert. Als Folge dieser anormalen Versäuerung des Verdauungstraktes gelangen wesentlich mehr saure Substanzen ins Körpergewebe, als dies für den Organismus gut ist.
Eine Funktionsstörung in den Verdauungsdrüsen fördert die Versäuerung des Milieus, da die beim Verdauungsprozess nicht vollständig umgewandelten Speisen im Darmtrakt zu gären (Kohlenhydrate) und zu verwesen (Eiweiß) beginnen. Zusammen mit den Nährstoffen werden aus diesen Produkten giftige und saure Substanzen (Skatol, Indol, Phenol, Ptomain usw.) gebildet und absorbiert (aufgenommen). Die Situation wird obendrein verschärft, wenn die Darmschleimhaut durch die Toxine erst einmal porös geworden ist. Die Giftstoffe finden dann noch schneller ihren Weg, um den gesamten Organismus zu schädigen!

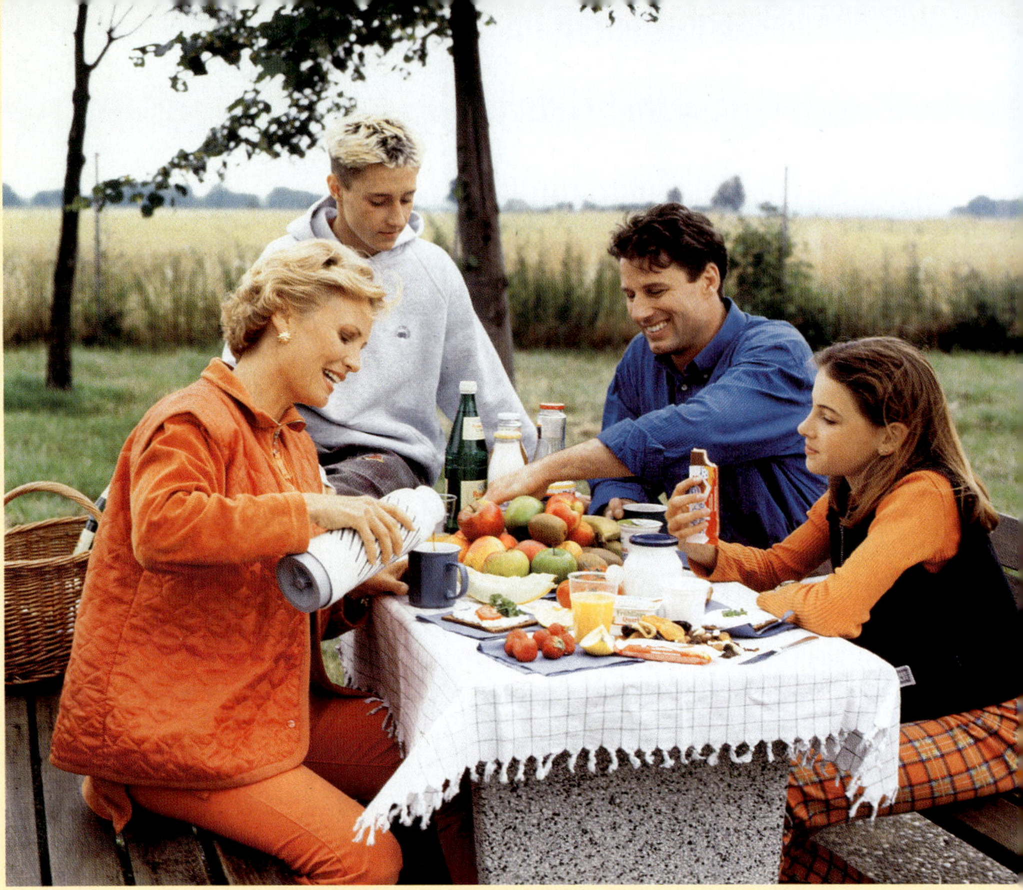

Säurebildende, saure und basische Speisen

Wer diverse Beschwerden hat und an Mineralstoffmangel leidet, darf sich nicht damit begnügen, lediglich einen Zusammenhang zwischen Ernährung und Gesundheit zu erkennen. Er muss genau unterscheiden zwischen einer Kost, die das Milieu sauer macht, und Nahrungsmitteln, die den Organismus basisch halten. In diesem Kapitel erfahren Sie, welche Nahrungsmittel Sie bedenkenlos verzehren dürfen und bei welchen Sie sich besser zurückhalten sollten.

Vom Stoffwechsel hängt alles ab

Die meisten Nahrungsmitteltabellen, die bisher zum Thema Säuren publiziert worden sind, beziehen sich leider nur auf die Wirkung von Speisen bei Menschen mit einem intakten Stoffwechsel; sie sind deshalb bei Störungen oder Schwächen im Stoffwechsel unbrauchbar. Für eine optimale Kostzusammenstellung müssen nämlich die Konstitution des Einzelnen und seine individuelle Fähigkeit, die Nahrung zu verstoffwechseln, miteinbezogen werden. Das setzt einiges an Wissen voraus.

Der Urin bei normalem Stoffwechsel

Ob ein Nahrungsmittel im Organismus Säuren oder Basen bildet, lässt sich im Prinzip ganz einfach am pH-Wert des Urins ablesen (siehe Seite 31). Denn wir wissen, dass sowohl ein Säure- als auch ein Basenüberschuss über den Urin ausgeschieden wird. Wenn die Mahlzeit viel Säure enthalten hat, ist der Urin danach sauer. Wenn die Mahlzeit reich an Basen war, ist logischerweise auch der Urin basisch.

Nach einer sauren Mahlzeit erfolgt meist eine prompte Reaktion des Körpers.

Der Urin bei gestörtem Stoffwechsel

Man ordnet ein Lebensmittel aufgrund seiner Auswirkung auf den pH-Wert des Urins den säure- oder basenbildenden Produkten zu. Bei manchen Menschen treten jedoch nach dem Verzehr von sauren Speisen gleichzeitig basische pH-Werte und Symptome der Übersäuerung auf – also genau das Gegenteil des Normalfalls.

Basischer Urin lässt eigentlich auf einen basischen Organismus und saurer Urin auf einen übersäuerten Organismus schließen. Ein gestörter Säurestoffwechsel metabolisiert Säuren allerdings anders als ein gesunder. Bei intaktem Säurestoffwechsel wird die Säure eines stark säurehaltigen Nahrungsmittels, z. B. einer sauren Frucht, oxidiert, die basischen Mineralstoffe des Nahrungsmittels werden freigesetzt. Die Frucht wirkt sich in diesem Fall positiv aus und führt zur Bildung von Basen.

Bei gestörtem Säurestoffwechsel werden die Säuren der Frucht weder oxidiert noch umgewandelt. Sie bleiben als Säuren im Organismus. Die im Urin auftretenden Basen stammen somit nicht von den Früchten, sondern wurden zur Aufrechterhaltung des normalen pH-Wertes dem eigenen Körpergewebe entnommen. Dieser Vorgang macht den Urin basisch. Die saure Frucht führt hier zu einem Abbau der Mineralstoffe im Gewebe.

Die Nahrungsmittelgruppen

Die in den Tabellen »Säurebildende Nahrungs- und Genussmittel« (siehe Seite 47) und »Basische oder basenbildende Nahrungsmittel« (siehe Seite 54) aufgeführten Speisen haben in jedem Organismus die gleiche Wirkung. Die »Sauren Nahrungsmittel« (siehe Seite 50) führen nur in einem Organismus mit gestörtem Säurestoffwechsel zu vermehrter Säureproduktion, obwohl die Nahrungsmittel Säure enthalten.

Bei Menschen mit einem gut funktionierenden Stoffwechsel ist die Wirkung genau umgekehrt: Saure Nahrungsmittel führen dem Körper Basen und Mineralstoffe zu. Er kann also vom Vitaminreichtum saurer Früchte profitieren.

Grundnahrungsmittel sind meist säurebildend

Säurebildende Nahrungsmittel enthalten keine Säure. Sie produzieren jedoch im Verlauf des Verdauungsprozesses und bei ihrer Aufnahme und Weiterverwendung durch die Zellen saure Substanzen. Die Säureproduktion ist ein natürlicher, notwendiger Vorgang, der sowohl bei säureempfindlichen wie bei säureunempfindlichen Menschen stattfindet.

Zu den säurebildenden Nahrungsmitteln gehört beispielsweise das Fleisch. Die Verdauung und Umsetzung von Eiweiß (Protein) führt zwangsläufig zur Bildung von Säure; allen bekannt dürfte die Harnsäure sein.

Viele säurebildende Speisen zählen zu den Grundnahrungsmitteln, auf die wir nicht verzichten können; wir können jedoch den Konsum einschränken.

Bei den meisten säurebildenden Speisen handelt es sich um Grundnahrungsmittel. Wir können deshalb nicht einfach auf sie verzichten, mit der Begründung, dass sie unser Milieu übersäuern. Die Lösung besteht darin, ihren Konsum einzuschränken. Man bedenke: Je mehr Sie von diesen Nahrungsmitteln essen, desto größer ist Ihre Säureproduktion. Bedrohlich kann die Situation dann werden, wenn der Konsum ein Ausmaß erreicht, das den Stoffwechsel völlig überfordert. Wo die Grenze liegt, ist individuell verschieden und hängt vom Stoffwechsel ab.

Säurebildende Nahrungs- und Genussmittel

- Fleisch, Geflügel, Wurstwaren, Fleischextrakt
- Fisch, Meeresfrüchte
- Eier
- Käse: je würziger, desto mehr Säure produziert der Organismus
- Tierisches Fett (gesättigte Fettsäuren)
- Erdnussöl sowie gehärtete oder raffinierte pflanzliche Öle
- Getreide, auch Vollkorngetreide: Dinkel, Weizen, Gerste, Hafer usw., vor allem Hirse
- Getreideprodukte: Brot, Nudeln, Flocken und andere Nahrungsmittel auf Getreidebasis; vor allem raffinierte Produkte
- Hülsenfrüchte: Sojabohnen, weiße Bohnen, Saubohnen usw.
- Weißer Zucker
- Süßigkeiten: Sirup, Plätzchen, Eis, Konfekt, Schokolade, Bonbons, Konfitüre, kandierte Früchte, Geleefrüchte usw.
- Ölfrüchte: Walnüsse, Erdnüsse, Haselnüsse usw., ausgenommen Mandeln
- Kaffee, schwarzer Tee, Kakao, Wein, Spirituosen
- Industriell hergestellte gesüßte Getränke: Limonaden und Getränke auf Colabasis

Fleisch, Fisch und Eier – stark säurebildend

Nicht jedes tierische Eiweiß produziert gleich viel Säure. Die Aminosäuren des Eiweißes, wie sie im Käse oder in der Milch vorkommen, bilden nur wenig Säure: Ihre Stoffwechselprodukte bestehen aus Ketonsäure, die nach der Oxidierung neutralisiert und ausgeschieden wird, sowie aus dem toxischen, aber nicht sauren Harnstoff, der den Körper über die Nieren und die Schweißdrüsen verlässt.
Fleisch, Fisch und auch Eier allerdings enthalten beachtliche Mengen Zellkernmaterial (Nukleoproteide), welches sich beim Abbau in dreifacher Hin-

sicht negativ auf die Säure-Basen-Bilanz auswirkt: als Träger von Phosphorsäure, Schwefelsäure und Purinen (siehe Seite 95). Phosphor und Schwefel sind saure Mineralstoffe. Die Purine selbst sind basisch. Damit sie der Körper aber ausscheiden kann, müssen sie in diverse, äußerst toxische Säuren umgewandelt werden, unter anderem in Harnsäure. Der Verzehr von tierischem Gewebe (Fleisch) führt somit immer zu einer erhöhten Säureproduktion! Je größer der Fleischkonsum, desto größer und bedrohlicher die Säureproduktion.

Vorsicht
Der Verzehr von tierischem Eiweiß zieht immer eine erhöhte Produktion an Säure nach sich, deshalb sollte man seinen Fleischkonsum auf ein vernünftiges Maß reduzieren.

Tieren bekommt Fleisch besser

Bei den Tieren verhält es sich anders. Im Unterschied zum Menschen besitzen sie das Enzym Uricase, das die Umsetzung der Harnsäure in das weniger schädliche und leichter lösliche Endprodukt Allantoin bewirkt. Auf diese Weise neutralisieren fleischfressende Tiere wie zum Beispiel der Hund 98 Prozent ihrer Harnsäure. Das entstandene Allantoin wird durch die Nieren problemlos ausgeschieden.

Der menschliche Organismus hingegen kann nur sehr wenig Harnsäure neutralisieren. Ist diese im Übermaß vorhanden, greift sie die Nieren an, sodass die Ausscheidung von Abfallprodukten und ganz besonders die von Säuren zusätzlich erschwert wird.

Hülsenfrüchte und Genussmittel

Purine kommen nicht nur in tierischem Gewebe vor, sondern auch in pflanzlichen Nahrungsmitteln wie Hülsenfrüchten (Sojabohnen, Linsen, Bohnen usw.).

Kaffee, Schwarztee und Kakao – also auch Schokolade – sind ebenfalls reich an Purinen. Deshalb werden sie zu den säurebildenden Lebensmitteln gezählt.

Erdnussöl, Schweineschmalz und Co.

Durch die Verdauung von Fetten werden dem Organismus gesättigte und ungesättigte Fettsäuren zur Verfügung gestellt. Die gesättigten Fettsäuren sind für den Körper schwieriger zu verarbeiten und spielen deshalb bei der

Übersäuerung eine größere Rolle. Sie kommen vor allem in tierischen Fetten vor (Butter, Schweineschmalz, Talg, fettes Fleisch, fettreiche Wurst- und Käsesorten, Sahne, Crème fraiche) sowie in gehärteten pflanzlichen Fetten (Margarine, hydrierte Pflanzenfette, raffinierte Öle). Erdnussöl produziert besonders viel Säure.
Aber: Naturbelassene, kaltgepresste Pflanzenöle sind reich an ungesättigten Fettsäuren und nicht säurebildend. Besonders wertvoll im Rahmen einer gesunden Ernährung sind Raps-, Distel- und Olivenöl.

Das volle Korn ist leider säurebildend

Bei der Verdauung von Getreide (Dinkel, Hafer, Weizen, Gerste, Hirse usw.) wird eine gewisse Menge Säure gebildet, unabhängig davon, ob wir dieses Getreide in Form von Körnern, Flocken oder Mehl in den verschiedensten Zubereitungsarten wie Gebäck oder Teigwaren zu uns nehmen. Zwischen Vollkorngetreide und raffiniertem Getreide (geschälter Reis, Weißbrot usw.) ist übrigens bezüglich Säureproduktion kein Unterschied festzustellen. Der Mineralstoffgehalt jedoch ist bei Vollkornprodukten höher.
Hirse ist ein hervorragender Mineralstofflieferant und enthält vor allem reichlich Silizium. Da Silizium aber in Form von Säure vorliegt (Siliziumsäure), können nur Menschen mit einem einwandfreien Säurestoffwechsel davon profitieren.

Die Säureproduktion ist für Vollkorn- und raffinierte Getreideprodukte annähernd gleich, jedoch enthält Vollkorngetreide wesentlich mehr Vitalstoffe.

Saure Kost ist nicht für jeden gut

Saure Speisen wirken säure- oder basenbildend, je nachdem, wie der Stoffwechsel funktioniert. Sie enthalten zahlreiche Stoffe in Form von Säuren. Die meisten von ihnen sind an ihrem Geschmack leicht zu erkennen, wie z. B. die Zitrone, der Rhabarber oder der Essig.
Empfindliche Menschen müssen mit sauren Nahrungsmitteln besonders vorsichtig umgehen, da sie bei ihnen stets zur Säurebildung führen. Mit Ausnahme von Früchten sind die sauren Nahrungsmittel – im Unterschied zu den säurebildenden – für den Körper kein Muss. Deshalb ist es wesentlich leichter und einfacher, auf saure Nahrungsmittel weitgehend oder sogar vollständig zu verzichten.

Saure Nahrungsmittel

- Mehrere Stunden alte Molke: Joghurt, Dickmilch, Sauermilch, Kefir, schlecht abgetropfter Frischkäse
- Unreife Früchte (je unreifer, desto saurer), viele süße Früchte
- Beeren: Erdbeeren, Johannisbeeren, Himbeeren usw.
- Zitrusfrüchte: Zitronen, Mandarinen, Grapefruits, Orangen usw.
- Kernobst: bestimmte Apfelsorten, z.B. Glockenäpfel
- Steinobst: Kirschen (Weichselkirschen), Zwetschgen, Aprikosen, Pfirsiche usw.
- Saures Gemüse: Tomaten, Rhabarber, Sauerampfer, Kresse
- Sauerkraut
- Fruchtsaft (vor allem Zitronensaft, auch in der Salatsauce!)
- Honig
- Essig

Vorsicht
Stark gesüßte Getränke wie Fruchtlimonaden oder Coca Cola haben meist einen niedrigen pH-Wert, sind also sehr sauer.

Zucker macht's nicht besser

Alle diese Nahrungsmittel enthalten zahlreiche Säuren. Sie zeichnen sich durch einen entsprechend säuerlichen Geschmack aus, der meistens umso ausgeprägter ist, je höher der Säuregrad ist. Allerdings kann das Süßen der Speisen – etwa mit Honig, Zucker oder Süßstoff – den sauren Geschmack übertönen.

Vorsicht: Industriell hergestellte, meist stark gesüßte Getränke sind sehr sauer! Colagetränke haben einen pH-Wert von 2,4, Fruchtlimonaden einen von 3,2. Der hohe Zuckeranteil, 50 g und mehr pro Liter, überdeckt lediglich den ursprünglich sauren Geschmack.

Früchte erst reifen lassen!

Der Säuregehalt einer Fruchtart variiert je nach Sorte: Glockenäpfel sind von Natur aus saurer als die eher süßen Golden Delicious. Weichselkirschen enthalten mehr Säure als alle anderen Kirschsorten. Auch der Reife-

grad spielt eine Rolle. Je unreifer die Frucht, desto saurer ist sie. Mit zunehmendem Reifegrad nimmt der Säuregrad ab und der Zuckergehalt zu. Eine reife Aprikose zum Beispiel ist sehr süß und enthält kaum noch Säure. In unreifem Zustand gepflücktes Obst, das zur Nachreifung gelagert wird, hat mehr Säure als am Baum gereiftes.
Außer Bananen enthalten sämtliche Früchte Säuren, die einen mehr, die anderen weniger. Süße Früchte (Äpfel, Birnen, Pfirsiche usw.) sind am wenigsten sauer. Doch auch diese winzige Menge Säure führt, wenn sie nicht neutralisiert wird, zur Übersäuerung des Organismus. Dies ist bei empfindlichen Personen gewöhnlich der Fall.

Fruchtsaft

Fruchtsaft ist ein Konzentrat, das heißt, dass im Saft auch die Säuren in konzentrierter Form vorkommen. Was ist damit gemeint? Wir trinken problemlos den Saft von drei Orangen, essen jedoch selten drei Orangen hintereinander. Zudem bleibt beim Pressen der Früchte ein Teil der Mineralien im Fruchtfleisch zurück. Diese sind jedoch wichtig für den Säurestoffwechsel. Wenn wir den Saft zusätzlich süßen, mildert das zwar den sauren Geschmack, es trägt aber zur Bildung von Säuren im Körper bei.

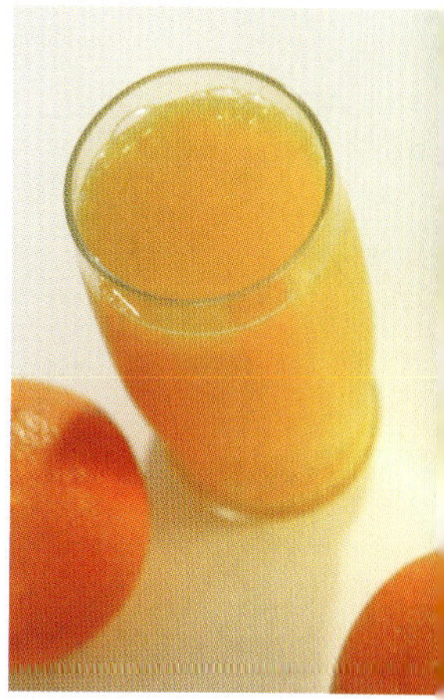

Orangensaft ist nicht für jeden ein gesunder Genuss.

Zuordnungskriterien

In der Naturheilkunde wird ein Nahrungsmittel nur in Bezug auf den Verdauungstrakt, mit dem es in Berührung kommt, zugeordnet. Dies trifft auch auf den Säure-Basen-Haushalt zu. Wir haben deshalb Produkte wie Tomaten, Essig, Zitronensaft, Molke usw. nicht in die Liste der basenbildenden Produkte aufgenommen, wie dies oft getan wird, sondern in der Gruppe der sauren Nahrungsmittel belassen.
Denn es geht hier ausschließlich um den sauren Charakter eines Produkts und nicht um die eventuell basenbildende Wirkung nach dem Abbau und der Weiterverwendung im Körper. Das Problem besteht ja gerade darin, dass nicht jeder Organismus Säuren richtig abbauen kann. Bei Menschen mit einem gestörten Säurestoffwechsel wirken diese Nahrungsmittel daher säurebildend.

Ein gesundes Maß finden

Je mehr saure oder säurebildende Nahrungsmittel wir in einer Mahlzeit essen, desto höher ist die Säurezufuhr. Ein problematisches Nahrungsmittel kann, wenn es in vernünftigen, auf den individuellen Stoffwechsel abgestimmten Mengen genossen wird, durchaus abgebaut werden, ohne dass ein Säureüberschuss entsteht. Dabei spielt auch eine wichtige Rolle, zu welcher Tageszeit das saure oder säurebildende Nahrungsmittel aufgenommen wird: Abends kann der Organismus einen Säureüberschuss deutlich besser verkraften als am Morgen.

Je häufiger wir Säuren konsumieren, desto mehr Basen und körpereigene Mineralreserven muss der Organismus bereitstellen. Der Körper hat bei gelegentlicher Einnahme eines stark säurehaltigen Nahrungsmittels keine allzu großen Probleme. Wiederholt sich dies aber häufig, ist er bald überfordert und reagiert mit zahlreichen Beschwerden (siehe Seite 27 und 84 ff.).

Am frühen Morgen wird der Körper mit einem Säureüberschuss deutlich schlechter fertig als etwa mittags oder am Abend.

Essen Sie das Richtige zur rechten Zeit

Da die Übersäuerung des Organismus auf einer Störung des Stoffwechsels beruht, oder anders ausgedrückt, auf die schwache Leistungsfähigkeit des Körpers beim Umsatz von bestimmten Stoffen zurückzuführen ist, spielt es durchaus eine Rolle, zu welcher Tageszeit er mit Saurem belastet wird. Bei manchen Menschen kann es nach dem Aufwachen Stunden dauern, bis der Organismus wieder richtig in Schwung ist.

Essen Sie schon gleich früh morgens Früchte? Oder trinken Sie womöglich Fruchtsaft anstatt Kräutertee? Das ist noch schlimmer! Denn um diese Zeit sind die Stoffwechselvorgänge noch nicht richtig angelaufen. Je nach Veranlagung muten Sie Ihrem Körper damit einiges zu: Er hat zu dieser Tageszeit deutlich mehr Mühe, mit der Säure fertig zu werden, als etwa mittags oder abends (vor Einsetzen der Müdigkeit).

Obwohl viele Menschen glauben, ein Orangensaft zum Frühstück mache munter und sei ein willkommener Vitamin-C-Stoß, kann er nur denen empfohlen werden, die einen intakten Säurestoffwechsel haben. Bei allen anderen bewirkt er das Gegenteil und überschwemmt den Organismus schon am Morgen mit zu viel Säuren.

Mehr Säure im Sommer

Ähnlich verhält es sich mit den Jahreszeiten. Der Organismus baut bei Sonnenschein und sommerlichen Temperaturen leichter Säure ab als im Winter, wenn es kalt ist und die wärmende Sonne fehlt. Auch der Seelenzustand ist entscheidend: In ausgeruhtem, entspanntem Zustand wird der Körper mit Säuren viel leichter fertig, als wenn er unter Stress und Müdigkeit leidet.

Saure oder säurebildende Speisen, die wir zusammen einnehmen, verstärken sich gegenseitig in ihrer säurebildenden Wirkung.

Die optimale Kombination von Säuren und Basen

Verzehren wir zu einer Mahlzeit säure- und basenbildende Nahrungsmittel, können die Basen die Säuren neutralisieren, ohne auf die Körperreserven zurückzugreifen.

So neutralisiert beispielsweise ein großer Anteil an Kartoffeln und Gemüse die Eiweißzufuhr. Die Zusammensetzung einer Mahlzeit ist wohl unbewusst aus einer alten, sehr vernünftigen Tradition heraus entstanden: Wir verfeinern gewohnheitsmäßig Beeren (Himbeeren, Erdbeeren, Johannisbeeren, Stachelbeeren usw.) mit Quark, Frischkäse oder Sahne und neutralisieren dadurch ihre Säure.

Reichlich basische Nahrung essen

Basische oder basenbildende Speisen enthalten sehr wenig oder gar keine Säuren. Sie produzieren auch bei der Umwandlung im Organismus keine Säuren, sodass sie immer Basen bilden, egal ob man viel oder wenig davon zu sich nimmt.

Solche Lebensmittel haben bei intaktem wie auch gestörtem Stoffwechsel die gleiche Wirkung. Übersäuerte Menschen müssen sich vor allem an diese Lebensmittelgruppe halten. Natürlich soll ihre Kost auch die für den Körper notwendigen, aber mit großer Sorgfalt dosierten Mengen säurebildender Nahrungsmittel enthalten.

Saure Speisen hingegen dürfen nur sporadisch gegessen oder getrunken werden. Je schlechter der Säurestoffwechsel funktioniert, umso sparsamer sollten diese verwendet werden.

Basische oder Basenbildende Nahrungsmittel

- Kartoffeln
- Grünes Gemüse, roh und gekocht: Blattsalate, grüne Bohnen, Grünkohl, Brokkoli usw.
- Buntes Gemüse: Möhren, Paprika, Rote Bete usw. (ausgenommen Tomaten)
- Mais: frische ganze Körner und Polenta
- Milch, Milchpulver, gut abgetropfter Quark, Sahne
- Molke und Molkenpulver, hergestellt aus frischer Molke
- Bananen, Maronen
- Mandeln und Getränke auf Mandelbasis, Paranüsse
- Ungeschwefelte Trockenfrüchte in kleinen Mengen (ausgenommen Aprikosen)
- Alkalische Mineralwässer (möglichst ohne Kohlensäure)

Die Kartoffel ist das ideale Nährmittel für Menschen, die an Übersäuerung leiden, und gehört regelmäßig auf den Speisezettel.

Die Wunderknolle Kartoffel

Dass die Kartoffel Säure bindet, ist bekannt. Sie wird daher auch bei Magenbeschwerden eingesetzt. Ihre wohltuende basische Wirkung kommt jedoch dem gesamten Organismus zugute. Die Knolle ist ein guter Getreideersatz, weil sie nicht nur reich an Basen, sondern auch an Stärke ist.

Buntes Gemüse – nicht nur schön anzusehen

Grünes und farbiges Gemüse, ob roh oder gekocht, gehört zu den mineralstoffreichsten Nahrungsmitteln überhaupt und enthält, mit Ausnahme der Tomaten, zahlreiche Basen. Der tägliche Verzehr von Gemüse ist sehr wirksam im Kampf gegen Übersäuerung.

Frisches Obst mit Vorsicht genießen!

Unter den frischen Früchten ist die Banane als einzige basisch und kann in großen Mengen gegessen werden. Auch gut reife Melonen und Birnen haben einen großen Anteil an Basen, obwohl sie eigentlich zu den säurebildenden Produkten zählen. Maronen (Esskastanien) sind ebenfalls basenbildend. Da sie Stärke enthalten, können sie anstelle von Kartoffeln und als Dessert verwendet werden.

Trockenfrüchte als wertvoller Zuckerersatz

Süße Dörrfrüchte wie Sultaninen und Pflaumen sind eher basisch. Die übrigen, z. B. Aprikosen, Äpfel oder Birnen, sind sauer, da sie leider unreif getrocknet werden.

Alle mit saurem Schwefel behandelten Dörrfrüchte sind natürlich säurebildend.

Mandeln – die einzigen basischen Nüsse

Die Mandel ist unter den Ölfrüchten eine Ausnahme, ist sie doch die einzige Frucht, die deutlich basisch ist, während alle anderen Nussarten, vor allem die Walnüsse, Säuren enthalten. Mandeln gibt es auch als Püree (Reformhaus) und Milch.

Molke kann sauer und basisch sein

Dass Molke bei den sauren und bei den basischen Nahrungsmitteln auftaucht, hat seinen Grund: Frische Molke hat einen pH-Wert von rund 7 und gilt als basisch. Je älter sie wird, desto tiefer sinkt ihr pH-Wert, sie wird also saurer. Nach zehn Stunden liegt der pH-Wert unter 4,5. Die im Handel erhältliche und für Joghurt, Sauermilch usw. verwendete frische Molke ist daher zwangsläufig sauer. Eine Ausnahme bildet Molkenpulver aus frischer Molke.

Säure- oder basenbildend?

- Säurebildende Nahrungsmittel sind in jedem Organismus säurebildend.
- Saure Nahrungsmittel können säure- oder basenbildend sein, je nachdem, wie der einzelne Stoffwechsel funktioniert.
- Basische oder basenbildende Nahrungsmittel sind in jedem Organismus basenbildend.

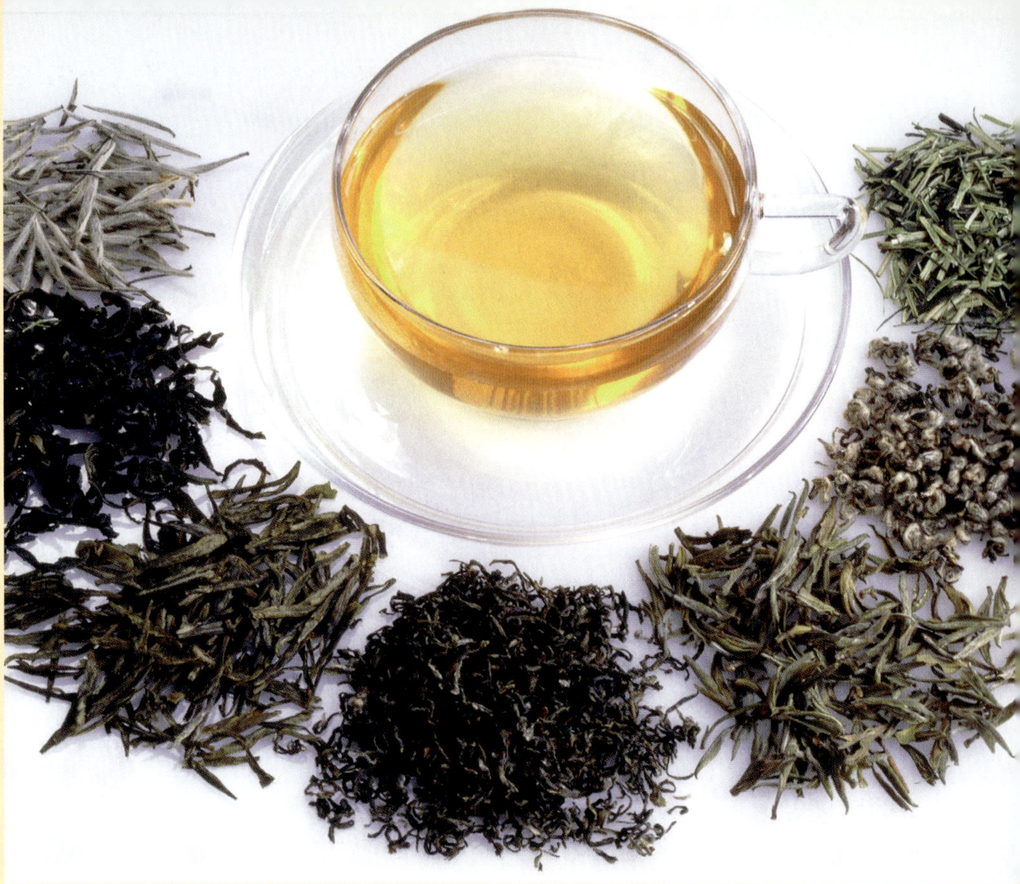

Die besten Tipps zur Entsäuerung

Jede sinnvolle Behandlung des sauren Milieus beruht auf den Grundsätzen des gesunden Menschenverstandes und der Logik. Zuerst müssen Sie die Ursachen herausfinden, dann können Sie mit einer gezielten Ernährungsstrategie, mit Basenpräparaten, Heilkräutern und Schwitzkuren der Übersäuerung erfolgreich zu Leibe rücken. Die Menüpläne in diesem Kapitel sollen Ihnen helfen, Ihre Ernährung langfristig umzustellen – die beste Garantie für ein ausgeglichenes Milieu.

Die Korrektur des sauren Milieus

Es geht primär nicht darum, einzelne Symptome lokal zu bekämpfen, sondern viel wichtiger ist es, die auslösenden Faktoren der Übersäuerung zu beseitigen und das saure Milieu zu normalisieren. Nach der Entsäuerung werden lokale Beschwerden von selbst verschwinden, auch wenn sie zahlreich und völlig unterschiedlich sind.

Dieses Vorgehen steht im Einklang mit zwei Leitsätzen der Naturheilkunde, die sich auch hier wieder bestätigen:

- Im Grunde genommen sind alle Krankheiten auf eine einzige Ursache zurückzuführen, nämlich die Verunreinigung des Milieus.
- Die Behandlung muss auf breiter Ebene einsetzen, nämlich bei der Normalisierung des Milieus.

Wie viel Säure ist erlaubt?

Als erste Maßnahme drängt sich natürlich die Einschränkung des Säurekonsums auf. Das entlastet den Körper direkt. Wie stark sollte die Säurezufuhr nun gedrosselt werden, damit der Organismus positiv reagiert?

Bei ungenügender Einschränkung wird das Problem lediglich entschärft, aber nicht behoben. Der Körper muss in diesem Fall nach wie vor neue Säuren abbauen – obwohl er dieser Aufgabe nicht gewachsen ist.

Damit es zur ersehnten Besserung kommt, sollte die mit der Nahrung zugeführte Säure auf jeden Fall so weit reduziert werden, dass sie leicht unter der Toleranzgrenze des Körpers liegt. Erst dann kann sich der Organismus auf die im Gewebe eingelagerte Säure konzentrieren.

Ist das Säure-Basen-Gleichgewicht wiederhergestellt, kann die durch die Nahrung aufgenommene Säure bis zur Toleranzgrenze wieder erhöht wer-

Nach einer gründlichen Entsäuerung können Sie Saures in Maßen durchaus wieder essen.

Faktoren zur Normalisierung des Milieus

- Regulierung bzw. Reduzierung der Säurezufuhr
- Ausscheidung von Säureansammlungen im Körper
- Remineralisierung des Körpers durch Zufuhr von Basen

den; auf keinen Fall jedoch darüber, da dies erneut zu einer Übersäuerung des Milieus führen würde.

Die schädlichen Folgen der Übersäuerung lassen sich nur beseitigen, wenn die Ursachen erkannt und behoben sind.

Das Körpergefühl entscheidet

Es gibt keine mathematische Regel zur Berechnung der Menge an sauren oder säurebildenden Speisen, die ein Organismus tolerieren kann. Wer sich jedoch mit dem Problem beschäftigt und sich dessen bewusst ist, wird bald ein gutes Gespür dafür entwickeln, ob er die Menge reduzieren oder erhöhen muss: Das allgemeine Wohlbefinden wie auch die lokalen Symptome sind die besten »Säurebarometer«.

Die Behandlung eines starken Säureüberschusses

Zu Beginn der Therapie sollten Sie die Säurezufuhr so stark wie möglich einschränken, oder besser noch für eine bestimmte Zeit auf saure und säurebildende Nahrungsmittel ganz verzichten. Aber nicht zu lange, weil eine rein basische Ernährung auf die Dauer zu einseitig ist!

Nach einiger Zeit müssen Sie dann wieder eiweißhaltige Nahrungsmittel auf Ihren Speisezettel setzen, obwohl sie Säure produzieren. Milchprodukte mit einem geringen Molkeanteil sind dem Fleisch vorzuziehen. Sie enthalten kein Zellgewebe und bilden daher weniger Säure als Fleisch oder Fisch. Sie enthalten zudem viele Mineralien, vor allem Kalzium und Vitamin D, und unterstützen die Remineralisierung des Körpers. Da nur ganz frische Molke basenbildend ist und daraus hergestellte Produkte wie Joghurt, Kefir und Co. zu den sauren Nahrungsmitteln zählen, sollten Sie auf Milchprodukte ausweichen, die keine Molke mehr enthalten: Hart- oder Weichkäse und Quark.

Ausgewogenheit steht an erster Stelle

Eine basische Ernährung muss mit Getreide, Hülsenfrüchten oder Eiern angereichert werden, damit die Kost abwechslungsreich und ausgewogen bleibt. Diese Nahrungsmittel werden nur in kleinen Mengen und in größeren zeitlichen Abständen gegessen, etwa zu jeder zweiten Mahlzeit oder jeden zweiten Tag. Die Einschränkung richtet sich nach der Leistungsfähigkeit des Stoffwechsels.

Die Eiweißzufuhr ist trotz der mit ihr verbundenen Säurebildung in jedem Fall lebensnotwendig, denn Proteine sind die Grundbausteine des Körpergewebes und gleichzeitig Depot der Mineralstoffe. Ob die Depots gefüllt sind, hängt von der Proteinzufuhr ab.

Die Behandlung eines leichten Säureüberschusses

Sind Ihre Beschwerden nur gering, so müssen Sie die Säureaufnahme nicht komplett stoppen, sondern lediglich einschränken. Dazu ein Tipp: Erstellen Sie zuerst eine Liste aller Nahrungsmittel, die Sie während eines Tages normalerweise essen. Verteilen Sie diese auf die Haupt- und Zwischenmahlzeiten (7 Uhr, 10 Uhr, 12 Uhr, 16 Uhr und 19 Uhr). Ergänzen Sie den Menüplan nun mit Nahrungsmitteln, die Sie im Laufe einer Woche sporadisch essen. So erhalten Sie den Standard-Menüplan einer Woche.
Ein Standard-Menüplan ist normalerweise leicht aufzustellen, da das Essverhalten der meisten Menschen konstant ist. Das Mittagessen zum Beispiel besteht in der Regel aus einem eiweiß- und einem stärkehaltigen Nahrungsmittel sowie Gemüse. Variieren Sie innerhalb dieser Kategorien: Wechseln Sie ab zwischen Kartoffeln, Reis oder Teigwaren (stärkehaltige Produkte) und Fleisch, Fisch oder Käse (eiweißhaltige Produkte). Ergänzt wird die Mahlzeit jeweils mit Gemüse und Rohkost, Früchten und Süßspeisen.
Ist der Menüplan aufgestellt, unterstreichen Sie alle sauren und säurebildenden Speisen. Nun brauchen Sie nur noch die sauren und säurebildenden Nahrungsmittel einzuschränken, also weniger davon zu essen. Oder besser noch: Sie ersetzen sie durch basische Produkte.

Expertentipp
Für eine leichte Entsäuerung erstellen Sie zunächst einen Standardmenüplan und schränken die sauren und säurebildenden Nahrungsmittel ein. Noch besser ist es, diese durch basische Lebensmittel zu ersetzen.

Menüpläne helfen bei der Ernährungsumstellung

Damit Sie den Überblick behalten, können Ihnen die folgenden Speisepläne eine gute Hilfe sein. Suchen Sie sich je nach persönlichem Übersäuerungsgrad den für Sie geeigneten Plan aus.
Wichtig: Vergessen Sie dabei nicht, die Nahrungsaufnahme als entspannende und auch genussbringende Zeremonie anzusehen!

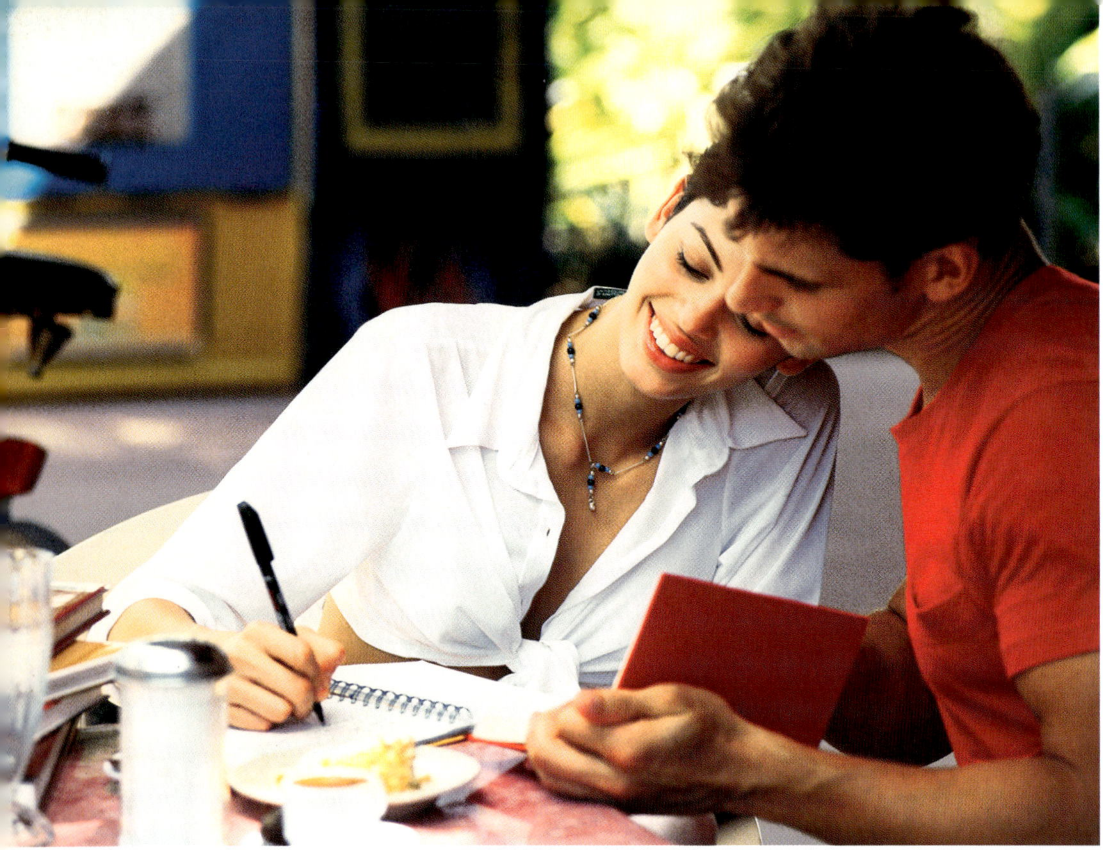

Ein Menüplan leistet häufig gute Dienste und erleichtert die Kur.

Standardernährung

Die fett gedruckten Nahrungsmittel sind sauer oder säurebildend. Sie werden in kleineren Mengen oder größeren Zeitabständen gegessen. Sie können Sie besser noch ganz weglassen.

Morgens und vormittags

Frühstück

- **Ein Glas Orangensaft** oder **eine frische Frucht**
- Schwarzbrot, Butter und **Marmelade**
- **Kaffee** mit **Zucker** gesüßt

Zwischenmahlzeit (10 Uhr)

- **Schwarztee** oder Kräutertee oder **Schokomilch**
- **Butterhörnchen** oder Dörrfrüchte oder Mandeln

Mittags und nachmittags

Mittagessen

- Rohkost (Möhren, **Tomaten**, Gurken usw.) oder Gemüse
- Eiweißlieferant: Käse, Ei, **Fleisch** oder **Fisch**
- Stärkelieferant: Kartoffeln, **Reis** oder **Nudeln**
- Nachspeise: **Fruchtsalat, Obstkuchen** oder **Karamellcreme**
- Getränke: Wasser, **Wein, Fruchtsaft, Limonade** oder **Kaffee**

Zwischenmahlzeit (16 Uhr)

- **Kekse**, Vollkornzwieback, Brot mit Butter und **Honig, Früchte**
- Kräutertee oder **Schwarztee**

Abends

- Gemüsesuppe oder Kartoffeln mit Käse oder
- **Nudeln mit Tomatensauce** oder
- **Birchermüsli** oder **Weißbrot mit Salami**

Zwischenmahlzeit (19 bis 23 Uhr)

- **Limonaden, Bonbons** oder **Kekse**

Vier Grundregeln zur Verbesserung des Milieus

- Basische Nahrungsmittel sollen überwiegen.
- Säurebildende Nahrungsmittel in kleinen Mengen essen.
- Saures je nach Beschwerden ganz oder teilweise weglassen.
- Die für den Körper nötige Eiweißzufuhr muss garantiert sein.

Das ist zusätzlich zu beachten:

- Die Nahrungsmenge
- Die Häufigkeit der Nahrungsmittelaufnahme
- Der Zeitpunkt der Nahrungsmittelaufnahme
- Die Ausgewogenheit der Nahrungsmittel

Streng basische Diät

Morgens und vormittags

Frühstück

- Warmes Getränk: Kräutertee oder Diätkaffee mit wenig Milch
- Müsli: 1 reife Banane, Quark, einige Mandeln, 2 TL kaltgepresstes Speiseöl, 2 TL Getreideflocken oder 2 TL Weizenkeimlinge.

Zwischenmahlzeit (10 Uhr)

- Mandeln oder Banane
- Wasser, Kräutertee oder Diätkaffee

Mittags und nachmittags

Mittagessen

- Blattsalat und/oder Rohkost (keine Tomaten)
- Sauce: kaltgepresstes Öl, Gemüsesaft, Quark, Senf, Kräuter,
- Gegartes Gemüse: Möhren, Fenchel, Brokkoli usw.
- Kartoffeln oder Maronen mit Quark (mit Kräutern gewürzt) oder
- Mais (Körner oder Polenta)
- Nachspeise: Banane und Quark oder
- Banane und Mandeln oder Quark
- Wasser, Kräutertee oder Diätkaffee

Zwischenmahlzeit (16 Uhr)

- Wasser, Kräutertee oder Diätkaffee
- Trockenfrüchte: Datteln, Feigen usw.

Abends

- Entweder wie Mittagessen oder
- Gemüsesuppe (auch mit Kartoffeln) mit Vollkornzwieback oder
- Blattsalat und/oder Rohkost, Quark mit ungesüßtem Vollkorn-zwieback

Gemischte basische Diät

Bei dieser Kost werden die Menüs der streng basischen Diät um einige Nahrungsmittel ergänzt:

Morgens und vormittags

Frühstück

- Warmes Getränk mit wenig Vollrohrzucker
- Vollkornbrot (ohne Sauerteig) mit wenig Butter oder Margarine
- Birnen- oder Dattelkonzentrat und Quark (mit Kräutern)

Zwischenmahlzeit (10 Uhr)

- Trockenfrüchte: Datteln, Feigen usw.

Mittags und nachmittags

Mittagessen
Zusätzlich zum Blattsalat/zur Rohkost und zum gegarten Gemüse:

- Vollkornnudeln mit geriebenem Käse (ohne Tomatensauce) oder
- Tofu oder seltener
- Getreide (Reis, Dinkel, Weizen, Gerste usw., aber keine Hirse) mit geriebenem Käse oder Sojasauce oder
- Geflügel/Kalbfleisch oder Fisch

Zwischenmahlzeit (16 Uhr)

- Eine süße, sehr reife Frucht: Melone, Birne usw.

Abends

- Kartoffeln mit Hart- oder Weichkäse oder
- Gegartes Gemüse mit Käse und ungesüßtem Vollkornzwieback oder Vollkornbrot oder
- Blattsalat und/oder Rohkost mit Käse und Vollkornbrot oder
- Rohkost oder gegartes Gemüse mit 1 Ei

Regeln für eine gesunde Nahrungsaufnahme

- Nehmen Sie sich Zeit zum Essen, mindestens 30 Minuten.
- Richten Sie die Speisen immer appetitlich an.
- Essen Sie langsam, mit Behaglichkeit und Muße.
- Nehmen Sie nur kleine Happen und kauen Sie sorgfältig.
- Genießen Sie jeden Bissen.
- Wenden Sie Ihre Aufmerksamkeit allein dem Essen zu.
- Belasten Sie sich beim Essen nicht mit negativen Gefühlen.
- Nehmen Sie ausreichend Flüssigkeit zu sich.

Sauerstoff belebt die Zellen

Der Abbau und die Ausscheidung von sauren Substanzen stellt hohe Anforderungen an den Organismus. Jedes Mittel, das ihn dabei unterstützt, ist willkommen. Dazu gehören die Sauerstoffversorgung des Gewebes, die kurmäßige Einnahme von Basenmischungen und die verstärkte Ausscheidungstätigkeit von Nieren und Haut.

Zahlreiche Substanzen bleiben als Säure im Körper zurück, wenn zu wenig Sauerstoff zur Verbrennung vorhanden ist. Damit die Säure oxidiert und der Ausscheidung zugeführt werden kann, muss auch die Sauerstoffversorgung der Zellen sichergestellt sein.

Je besser Zellen und Gewebe mit Sauerstoff versorgt werden, desto schneller und effektiver können sie saure Substanzen abbauen und ausscheiden.

Optimale Sauerstoffzufuhr durch Ausdauersport

Durch das viele Sitzen werden unsere Lungen zu wenig gefordert. Die Folge ist ein schlecht belüftetes Körpergewebe. Wir brauchen also die regelmäßige körperliche Anstrengung. Wenn unser Organismus mehr leisten muss, erhöht er automatisch die Sauerstoffzufuhr und beschleunigt den Blutkreislauf, damit alle Muskeln und Organe mit den notwendigen Stoffen versorgt werden.

Diese allgemeine Stimulierung des Stoffwechsels wirkt sich auf den Umwandlungsprozess als Ganzes günstig aus. Durch den rascheren Atemrhythmus und die Sauerstoffzufuhr wird den Zellen wesentlich mehr Sauerstoff zur Verfügung gestellt.

Dank der beschleunigten Blutzirkulation gelangt zusätzlicher Sauerstoff ins Gewebe. Die Säuren werden nur dann in größerer Menge oxidiert, wenn die körperliche Aktivität auch wirklich einige Zeit anhält.
Eine Stunde gleichmäßig laufen oder Tennis spielen, am besten draußen an der frischen Luft, bewirkt beispielsweise wesentlich mehr als einige Minuten intensiven Krafttrainings oder ein schneller, kurzer Sprint.

Regelmäßige Bewegung ist wichtig

Eine große Rolle spielt außerdem die regelmäßige Sauerstoffaufnahme. Ein täglicher Spaziergang ist wesentlich wirkungsvoller als eine sportliche Aktivität nur einmal in der Woche. Das eine braucht das andere jedoch nicht auszuschließen.
Denn je mehr Sie sich bewegen und Sauerstoff tanken, desto vitaler wird Ihr Körper sein. Übertreiben sollten Sie es mit der körperlichen Ertüchtigung jedoch auch nicht, denn dann wiederum reagiert der Organismus mit Säurebildung (siehe Seite 40).
Die ideale Lösung: Gestalten Sie Ihren Alltag aktiv und bauen Sie die körperliche Betätigung in Ihren Tagesablauf ein, anstatt sie auf eine Abendstunde zu verschieben.
Gehen Sie täglich viel zu Fuß, fahren Sie mit dem Rad statt mit dem Auto. Benutzen Sie öffentliche Verkehrsmittel und steigen Sie öfters einmal eine Haltestelle vorher aus. Auch Treppen steigen statt den Lift zu benützen und die Natur genießen statt vor dem Fernseher zu sitzen usw. tragen zu einer aktiven, gesunden Lebensweise bei. Sie werden schon nach kurzer Zeit feststellen, dass Sie sich damit viel wohler fühlen.

Regelmäßige körperliche Bewegung ist eine der Grundvoraussetzungen für einen gesunden und vitalen Körper.

Kostenfreie Gesundheitsvorsorge

Wie wichtig körperliche Betätigung und eine gute Sauerstoffversorgung für unsere Gesundheit sind, wird immer wieder betont. Es scheint, dass wir diese Ermahnungen gar nicht mehr ernst nehmen – zumal sie allzu simpel erscheinen und nicht einmal etwas kosten. Doch erinnern wir uns an den Spaziergang an frischer Luft (siehe Seite 39), der den pH-Wert des Urins von 5 auf 7 zu verbessern vermochte!

Basische Mineralsalze – ideale Nahrungsergänzung

Ein weiteres Hilfsmittel im Kampf gegen Übersäuerung sind basische Mineralsalze (alkalische Zitrate). Da der Körper Mineralstoffe (Kalzium, Magnesium, Natrium, Kalium usw.) als direkte Puffersubstanzen braucht, drängt sich eine Ergänzung der basischen Kost durch entsprechende Mischungen geradezu auf.

Auf dem Markt gibt es zahlreiche Präparate, die in Pulver- oder Tablettenform angeboten werden. Nehmen Sie diese Mineralien mit wenig Wasser zu den Mahlzeiten ein.

Wenn Sie die Mineralsalze regelmäßig zu sich nehmen, können sie wertvolle Dienste leisten: Sie versorgen den Körper mit reichlich basischen Substanzen und neutralisieren zahlreiche Säuren, die dann über die Nieren ausgeschieden werden. Die Symptome der Entmineralisierung gehen allmählich zurück und verschwinden schließlich ganz; der Stoffwechsel normalisiert sich wieder.

Ist der Säurestoffwechsel bereits so stark geschwächt, dass der Organismus selbst bei drastischer Einschränkung des Speisezettels die Säuren nicht mehr neutralisieren kann, empfiehlt sich die Einnahme von basischen Mineralsalzen.

Dringend notwendig bei starker Übersäuerung

Viele stark übersäuerte Menschen sind für ihre Genesung auf basische Mischpräparate angewiesen. Ihr Säurestoffwechsel ist bereits so stark geschwächt, dass sie selbst bei drastischer Einschränkung des Speisezettels (mehrheitlich basische Kost) die im Organismus vorhandenen Säuren nicht zu neutralisieren vermögen. An eine Remineralisierung ist da gar nicht zu denken.

Da die Basenzufuhr durch die Nahrung bei solchen Personen nicht ausreicht, erweist sich die Einnahme von basischen Präparaten als wahrer Segen. Die regelmäßige Versorgung des Organismus mit Basen kann zusammen mit den übrigen in diesem Kapitel aufgeführten Maßnahmen zur Heilung führen.

Die Behandlung dauert zwar oft Monate, doch mit viel Geduld und Ausdauer lassen sich allmählich eine Entsäuerung des Milieus und eine Remineralisierung des Körpers erreichen; die aufgetretenen Beschwerden verschwinden völlig.

Die richtige Dosierung

Bei der Dosierung der Basenmischungen sind die Angaben des Herstellers zu beachten. Denken Sie daran: Je stärker die Beschwerden sind, desto höher sollte die Dosierung sein.

Noch gezielter gehen wir vor, wenn wir die Zufuhr basischer Mineralstoffe im Rahmen der Einnahmevorschriften allmählich steigern, bis der pH-Wert des Urins zunimmt und sich im Idealbereich von 7 bis 7,5 stabilisiert hat (siehe Seite 22 ff.).

Die Dosis wird somit in Zeiten starker Übersäuerung erhöht und bei übermäßigem Anstieg des pH-Wertes des Urins gesenkt. Dies ist frühestens dann der Fall, wenn sich die neue Ernährungs- und Lebensweise eingependelt hat und der Säurestoffwechsel besser funktioniert. Der Stoffwechsel ist nämlich keineswegs stabil, sondern kann sich im Lauf der Zeit immer wieder verändern.

Wie lange soll man Basenpräparate einnehmen?

Wer unter einer starken Störung des Säurestoffwechsels leidet, muss oft sein ganzes Leben lang Basenpräparate einnehmen. Sie werden zum festen Bestandteil der Ernährung.

Bei einer leichteren Störung ist das Basenpräparat nur bis zur Gesundung notwendig und kann bei Bedarf über einen bestimmten Zeitraum oder zur Vorbeugung als jährliche Kur immer wieder die Nahrung ergänzen.

So wirken Basenpräparate

Mineralsalze zeigen glücklicherweise eine doppelte Wirkung: Einerseits neutralisieren sie Säuren, andererseits fördern sie die Remineralisierung. Manche Präparate sind jedoch nicht so gut geeignet, um den Säure-Basen-Haushalt ins Gleichgewicht zu bringen. Welche das sind und wie eine sinnvolle Remineralisierung des Körpers vor sich geht, können Sie im Säure-Basen-Special (siehe Seite 97 ff.) erfahren.

Harntreibende Heilpflanzen können bei der Entsäuerung eine wichtige Aufgabe übernehmen, da sie Nieren und Haut in ihrer Funktion optimal unterstützen.

Entgiftung durch Heilpflanzen

Die Nieren und die Haut sind wichtige Organe für die Säureausscheidung. Heilpflanzen sind ein bewährtes Mittel, um beide in ihrer Funktion während einer Entsäuerung zu unterstützen. Die Nierentätigkeit kann mit diesen harntreibenden Pflanzen sehr gut angekurbelt werden: Löwenzahn, Artischocke, Brennnessel, Kirschenstiele, Baumrinde der Linde, Bärentraube, Heidekraut, Kleines Habichtskraut, Esche, Berufskraut usw.

Heilkräuter werden nach Belieben in Form von Tee oder Aufgüssen (Kirschenstiel, Brennnessel, Linde usw.), Tinktur (Kleines Habichtskraut, Berufskraut, Löwenzahn, Artischocke usw.), Tabletten (Esche, Heidekraut, Bärentraube usw.) oder Saft (Brennnessel, Löwenzahn, Artischocke usw.) eingenommen.

Nicht zu niedrig dosieren!

Der Dosierung ist, unabhängig von der Verabreichungsform, große Beachtung zu schenken. Meistens werden Heilpflanzen in zu niedriger Dosis und nur über kurze Zeit eingenommen. So können sie jedoch nicht wirken. Die Einnahme eines harntreibenden Mittels sollte sich auf die Blasenfunktion so auswirken:

- Die Harnmenge wird größer.
- Man muss häufiger Wasser lassen.
- Der Urin verfärbt sich dunkel.
- Der Geruch wird intensiver.

Treten diese Veränderungen nicht ein, muss die Dosis langsam erhöht werden. Führt auch das zu keinem nennenswerten Resultat, sollten Sie die Heilpflanze wechseln. Nicht alle harntreibenden Pflanzen wirken auf jeden Organismus gleich.

Die Kurdauer richtet sich in erster Linie nach dem angestrebten Ziel. Natürlich lassen sich über Jahre eingelagerte Säuren nicht von heute auf morgen ausscheiden. Die Einnahme der Heilpflanzen erstreckt sich über Monate, wobei je nach Bedarf Pausen von einer oder zwei Wochen eingeschaltet werden können.

Wie viel soll man trinken?

Das Trinken von reichlich Wasser (vor allem basischem, stillem Mineralwasser) fördert die Ausscheidung und ist sehr wichtig für den Säuretransport. Um sicher zu sein, dass die Flüssigkeit für eine optimale Entgiftung auch wirklich ausreicht, sollten Sie möglichst nach jedem Wasserlassen etwas trinken.

Die zugeführte Trinkmenge soll dabei die ausgeschiedene Urinmenge zumindest ersetzen oder besser noch übersteigen. Die dadurch im Körper stets vorhandene Flüssigkeitsmenge zwingt die Nieren zu vermehrter Tätigkeit, wodurch eine bessere Ausscheidung von Abfallstoffen gewährleistet ist.

Pflanzenaufguss

Pflanzenteile in einen Topf geben, mit kochendem Wasser übergießen und einige Minuten ziehen lassen.

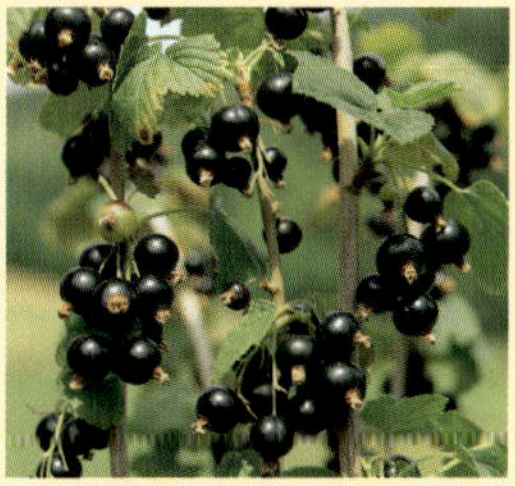

Schwarze Johannisbeere

Die Blätter ergeben ein harntreibendes, wohlschmeckendes Getränk.

Dosierung: 1 Hand voll (40 g) Blätter auf 1 Liter oder 1 EL auf 1 Tasse Wasser. 10 Minuten ziehen lassen.

Anwendung: mindestens 3 Tassen täglich, am besten vor den Mahlzeiten.

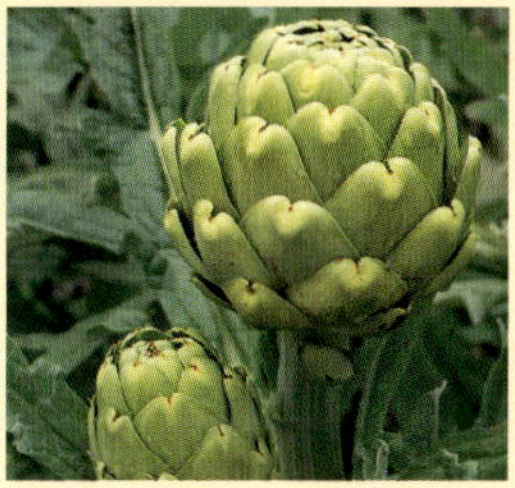

Artischocke

Nicht die essbaren Hochblätter der Frucht, sondern die Blätter der Pflanze sind harntreibend und unterstützen gleichzeitig die Lebertätigkeit. Das Getränk schmeckt bitter.

Dosierung: 10 g Blätter auf 1 Liter oder 1 TL auf 1 Tasse Wasser. 10 Minuten ziehen lassen.

Anwendung: 3 Tassen täglich, immer vor der Mahlzeit.

Abkochung
Pflanzenteile und kaltes Wasser in einem großen Topf aufsetzen. Zugedeckt aufkochen und einige Minuten leicht köcheln lassen.

Kirschenstiele
Sie wirken harntreibend. Bewahren Sie nach dem Kirschenessen die Stiele auf und trocknen Sie diese. Sie ergeben ein erfrischendes Getränk.
Dosierung: 1 Hand voll auf 1 l Wasser. 10 Minuten köcheln lassen.
Anwendung: mindestens 3 Tassen täglich.

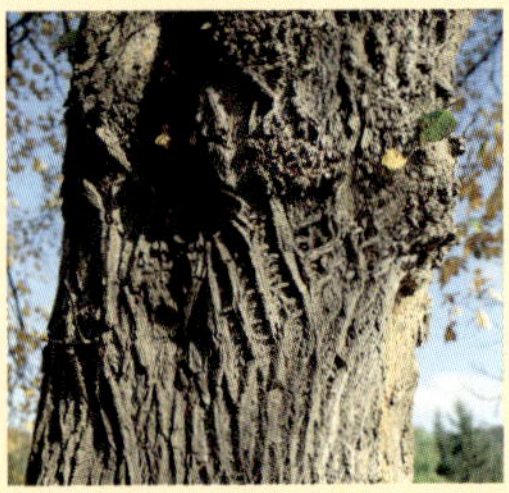

Lindenrinde
Die Lindenrinde ist ein ausgezeichnetes Mittel für die Säureausscheidung. Empfehlenswert auch bei rheumatischen Beschwerden. Sie kann unter Umständen bestimmte Steine wieder auflösen.
Dosierung: 40 g Rinde auf 1 l Wasser. Auf $1/2$ l einkochen lassen.
Anwendung: Über den Tag verteilt trinken. Eine Kur dauert 20 aufeinanderfolgende Tage. Die Kur wiederholen.

Tinktur (Tropfen)
Die Flüssigkeit wird durch Lösen der pflanzlichen Wirkstoffe in Alkohol hergestellt.

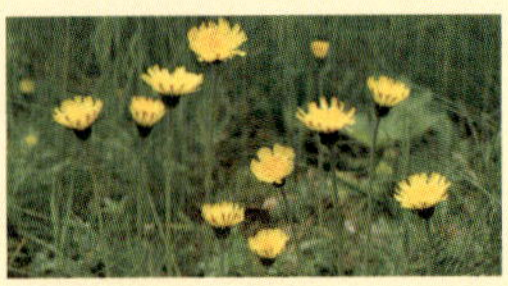

Kleines Habichtskraut
Harntreibendes Mittel, desinfiziert die Harnwege.
Dosierung: 30 bis 50 Tropfen, mit wenig Wasser verdünnt.
Anwendung: 3-mal täglich vor den Mahlzeiten.

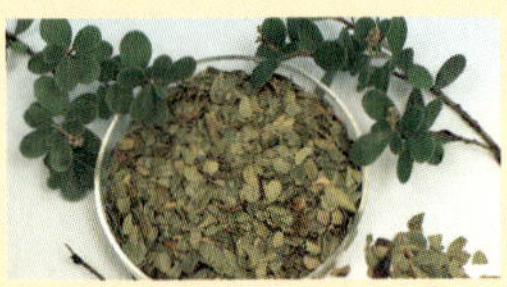

Bärentraube
Harntreibendes Mittel, desinfizierend für die Harnwege.
Dosierung: 20 bis 40 Tropfen, mit wenig Wasser verdünnt.
Anwendung: 3-mal täglich vor den Mahlzeiten.

Tabletten
Die Kräuter werden getrocknet, pulverisiert und zu Tabletten gepresst.

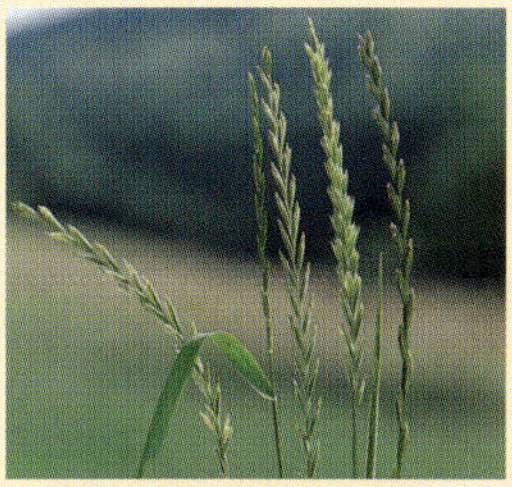

Quecke
Pflanze mit ausgeprägt reinigender Wirkung. Wird wegen des Geschmacks mit Vorliebe in Tablettenform eingenommen.
Dosierung: 1 bis 3 Tabletten, mit wenig Wasser.
Anwendung: 3-mal täglich vor den Mahlzeiten.

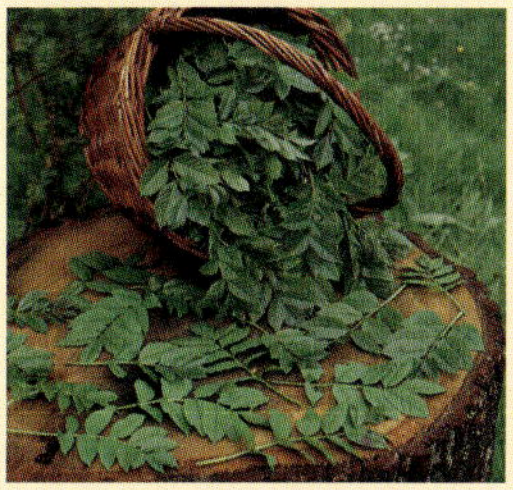

Esche
Wirkt sich auf die Säureausscheidung äußerst positiv aus. Zeigt in hohen Dosen eingenommen eine abführende Wirkung.
Dosierung: 1 bis 2 Tabletten, mit wenig Wasser.
Anwendung: 3-mal täglich vor den Mahlzeiten.

Kräutertee
Mischung verschiedener Heilpflanzen. Wird bei der ersten Mischung als Aufguss (siehe Seite 69) und bei der zweiten als Abkochung (Seite 70) zubereitet.

Mischung 1 – Dosierung: 40 g Goldrute, 30 g Esche, 30 g Ackerschachtelhalm. 1 bis 2 EL der Mischung pro Tasse, 10 Minuten ziehen lassen.
Anwendung: 3 Tassen täglich.

Mischung 2 – Dosierung: 25 g schwarze Johannisbeeren, 25 g Katzenbart, 50 g Kirschenstiele, 30 g Quecke, 20 g Männertreu, 40 g Holunderbeeren, 20 g Süßholz, 20 g Maisbart. 2 EL pro Tasse. 2 Minuten kochen und 10 Minuten ziehen lassen.
Anwendung: 3 Tassen täglich

Wacholderbeeren-Kur
Wacholderbeeren haben eine stark harntreibende und zudem reinigende Wirkung.

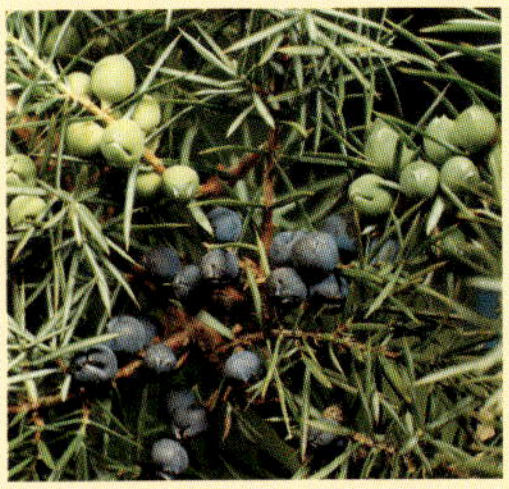

Kurdauer: 22 Tage. Die Kur wiederholen.
Dosierung: 1. Tag 5 Beeren; 2. Tag 6 Beeren, steigern bis zum 11. Tag mit 15 Beeren. Anschließend jeden Tag 1 Beere weniger bis zum 22. Tag.
Anwendung: Beeren wie ein weiches Bonbon kauen.

Wichtig: Wacholder reizt die Nieren und darf bei entzündlichen Nierenerkrankungen nicht eingenommen werden.

Weitere Pflanzenmischungen

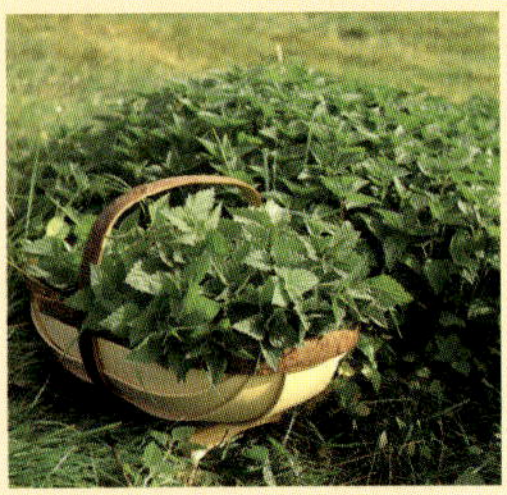

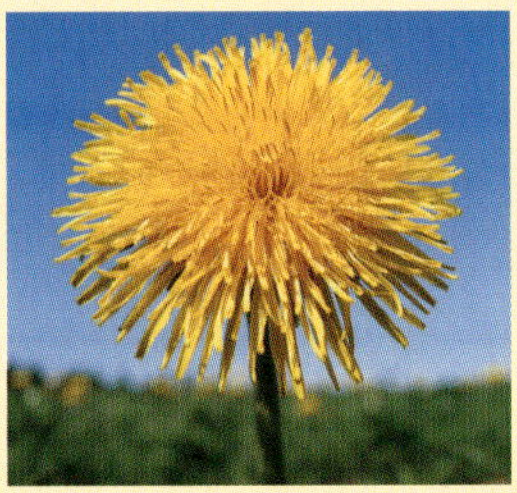

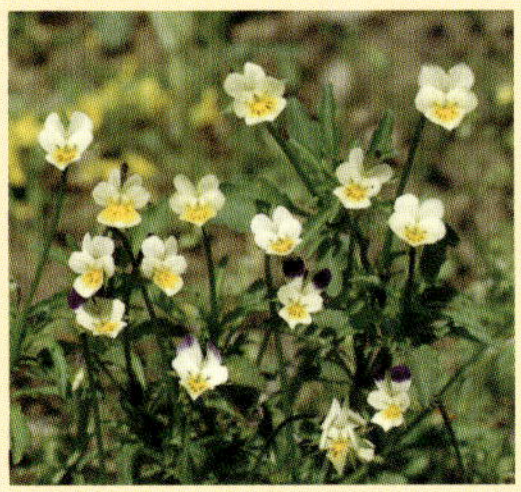

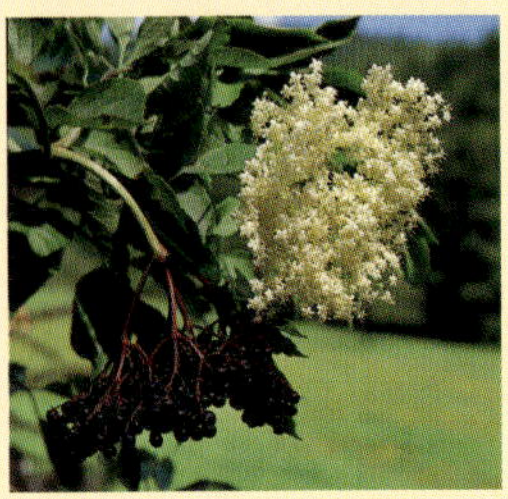

Im Handel werden noch andere harntreibende Pflanzenmischungen in Form von Tees, Tinkturen und Tabletten angeboten. Diese Präparate sind gewöhnlich sehr wirksam und können empfohlen werden. Richten Sie sich bei der Auswahl auch nach Ihrem Geschmack, denn viele sehr wirkungsvolle Heilkräuter schmecken leider nicht immer angenehm.

Aufsteigende Bäder reinigen von innen

Am einfachsten und besten schwitzen wir bei körperlicher Anstrengung. Nicht nur deshalb, weil die Körpertemperatur bei intensiver Bewegung ansteigt und damit ein starkes Schwitzen auslöst, sondern auch, weil die Bewegung den Blutkreislauf ankurbelt. In der Tiefe liegende Abfallprodukte, z.B. auch Säuren, werden aus dem Gewebe gelöst und den Ausscheidungsorganen zugeführt. Der Schweiß enthält nach körperlicher Aktivität wesentlich mehr Abfallstoffe als nach passivem Schwitzen (heiße Bäder oder Saunabesuch).

Bad und Sauna als Entgiftungsstationen

Heiße Bäder und bis zu einem gewissen Grad auch die Sauna stehen übersäuerten Patienten zur Verfügung, die keinen Sport treiben können. Da heiße oder »aufsteigende« Bäder ein ausgezeichnetes Mittel sind, die Haut im Schwitzen und Ausscheiden zu trainieren, befassen wir uns auf den folgenden Seiten eingehend mit der Anwendung dieser Heilmethode.

Das aufsteigende Bad ist zusammen mit dem Fasten ein besonders wirksames Heilverfahren, um tief sitzende Abfallstoffe, die das organische Milieu belasten, zu lösen und saure und andere Toxine aus dem Körper zu transportieren. Diese Heilmethode ist jedermann zugänglich und leicht anzuwenden.

Aufsteigende Bäder sind für alle, die keinen Sport treiben können, eine hervorragende Methode, um tief sitzende Abfallstoffe zu lösen und auszuscheiden.

Das aufsteigende Bad – so machen Sie's richtig

Steigen Sie bei einer Wassertemperatur von 38 °C in die Wanne. Durch Zugabe von warmem Wasser wird die Wärme kontinuierlich gesteigert, bis Sie das Bad als sehr warm, aber nicht unangenehm heiß empfinden. Ziel ist nicht die höchstmögliche Temperatur, sondern eine Wärme, die das Verweilen von 15 Minuten zulässt. Die Temperatur liegt je nach Empfindlichkeit des Patienten zwischen 39 und höchstens 42 °C.

Das aufsteigende Bad soll dem Körper möglichst viel Wärme zuführen. Wer hohe Temperaturen schlecht verträgt, darf diesen Nachteil durch eine längere Badedauer wettmachen. Wichtig ist dabei, dass sich der Organismus allmählich an das aufsteigende Bad gewöhnen kann: Badetemperatur und Badedauer sind über mehrere Wochen hinweg zu steigern, bis das persönliche Maximum erreicht ist. Ein kühles Tuch auf der Stirn beugt einem zu starken Blutandrang im Kopf vor.

Nach dem Baden ruhen

Steigen Sie nicht plötzlich ins heiße Wasser, auch dann nicht, wenn Sie glauben, dies gut zu vertragen. Der Organismus wird sich gegen diesen Hitzeschock zur Wehr setzen und sofort die Poren schließen. Sie öffnen sich erst nach und nach wieder, sodass ein Großteil der erhofften Wirkung verloren geht.

Nach dem Bad steigen Sie vorsichtig aus dem Wasser, wickeln sich in ein Badetuch und legen sich für eine halbe Stunde unter einer Decke zur Ruhe, damit der Körper den Schwitzprozess beenden und sein Gleichgewicht wieder finden kann.

Dieses Bad können Sie je nach Vitalität 2 bis 3 Wochen lang täglich oder über einen Zeitraum von mehreren Monaten jeden zweiten Tag nehmen. Ideal ist der Abend, da das Bad den Organismus entspannt und den Schlaf fördert.

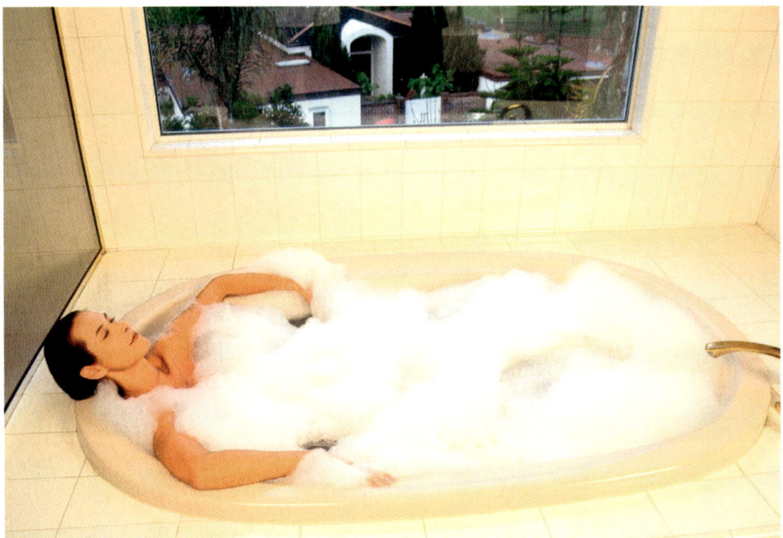

Ein aufsteigendes Bad am Abend ist ideal, da es für Entspannung und erholsamen Schlaf sorgt.

Nicht zu heiß und nicht zu oft baden!

Übertreiben Sie mit den Bädern (zu heiß und zu oft), werden innerhalb kürzester Zeit große Mengen abgelagerter Toxine frei (Reinigungskrise). Diese Giftstoffe gelangen zu rasch in die Blutbahn und können zusammen mit den ohnehin im Kreislauf befindlichen Toxinen die Ausscheidungsorgane überfordern. Das Ergebnis sind höchst unangenehme Begleiterscheinungen wie Kopfschmerzen oder Übelkeit. Derartige Komplikationen vermeiden Sie, wenn Sie langsam vorgehen und den Organismus vor einer intensiven Kur mit aufsteigenden Bädern von den bereits zirkulierenden Toxinen befreien.

Es wirkt wie künstliches Fieber

Im heißen Wasser erwärmt sich der Körper sehr schnell. Mit einem Thermometer im Mund lässt sich dieser Temperaturanstieg leicht kontrollieren. Das aufsteigende Bad löst somit ein künstliches Fieber aus, das genau die gleiche Wirkung wie natürliches Fieber hat. Erinnern wir uns: Fieber ist ein Schutzmechanismus, der es dem Körper erlaubt, die Stoffwechsel- und Austauschvorgänge zu beschleunigen und überflüssige Abfallprodukte zu verbrennen. Die erhöhte Körpertemperatur ist also ein wirksames Mittel des Organismus, um die Körpersäfte wieder ins Gleichgewicht zu bringen. Gäbe es das Fieber nicht, würde unser Körper unweigerlich von Abfallprodukten überschwemmt werden, ohne in einer groß angelegten Reinigungsaktion versäumte »Aufräumarbeiten« nachholen zu können.

Wird das aufsteigende Bad kurmäßig genommen, kommen wir solchen Versäumnissen zuvor. Wir gleichen das Körpermilieu aus, bevor uns der Organismus die Rechnung in Form von Krankheiten präsentiert.

Gifte werden zu Energiespendern

Bei den durch das Fieber intensivierten Verbrennungsvorgängen werden die Abfallprodukte (einschließlich der Säuren), die sich überall im Organismus befinden, abgebaut und in energiespendende Substanzen umgewan-

Das aufsteigende Bad wirkt wie ein künstlich erzeugtes Fieber: Es beschleunigt Stoffwechselvorgänge und unterstützt den Körper bei der Beseitigung von Abfallstoffen.

delt. Es kommt zu einer Verbrennung der nicht im Umlauf befindlichen Toxine, die in der Tiefe eingelagert sind. Nun sind diese Toxine leider nicht nur tief im Gewebe gelagert, sondern auch zu umfangreich, als dass sie auf normalem Weg ausgeschieden werden können. Die Fieberhitze vermag diese großen Toxine in kleinere Teile aufzuspalten und so für die Ausscheidung vorzubereiten.

Maßnahmen des Körpers zur Abfallentsorgung

Natürlich wird der Organismus durch das heiße Wasser in seinem normalen Wärmehaushalt gestört. Um dieses Gleichgewicht wiederherzustellen, greift er zu drei Maßnahmen, die alle die Lösung und Ausscheidung von Abfallprodukten begünstigen:

- Die Gefäße erweitern sich. Der Körper öffnet sich nach außen, um möglichst wenig Wärme zu stauen. Diese Gefäßerweiterung findet vor allem in den Kapillaren statt, die bei der Flüssigkeitsversorgung in der Tiefe des Gewebes eine entscheidende Rolle spielen. Wenn sich die Kapillaren erweitern, wird die Austauschfläche zwischen Zellgewebe und Blutkreislauf vergrößert, sodass die im Zellgewebe befindlichen Toxine besser abgebaut werden können. Zudem wird in Bereichen, die durch Toxinansammlungen und mangelhafte Kapillartätigkeit schlecht durchblutet und verstopft sind, die Blutzirkulation verbessert. Das aufsteigende Bad erweitert die Kapillaren und gibt den Weg frei für die abgelagerten Toxine. Diese werden vom Blutkreislauf aufgenommen und den Ausscheidungsorganen zugeführt. Regelmäßige Bäder verbessern die Kapillartätigkeit nachhaltig. Davon profitiert der ganze Organismus.
- Die Blutzirkulation wird beschleunigt, damit das Blut nicht zu lange mit der Wärmequelle in Berührung bleibt und frisches Blut das überhitzte Gewebe kühlt. Gleichzeitig schwemmt das rascher fließende Blut die an den Gefäßwänden abgelagerten Abfallprodukte mit sich fort und transportiert sie zu den Ausscheidungsorganen. Auch der Lymphfluss wird angeregt, der durch seine langsame Bewegung normalerweise nur ein sehr verzögertes Ausscheiden von Toxinen ermöglicht.

- Die Haut beginnt zu schwitzen, um durch Verdunstung des Schweißes auf der Hautoberfläche überflüssige Hitze abzuführen. Das Schwitzen beginnt bereits im Bad und hält anschließend rund 10 Minuten an. Dabei werden ebenfalls Säuren ausgeschieden.

Kontraindikationen – nicht jeder verträgt heiße Bäder

Aufsteigende Bäder sind zweifellos ein gutes Mittel, um Säuren aus dem Körper zu verbannen. Aber nicht jeder Mensch verträgt die Wannenkur gut. Richten Sie sich deshalb bei allen Entsäuerungs-Maßnahmen nach Ihrer körperlichen Konstitution und vertrauen Sie stets Ihrem Gefühl!

Gegen das aufsteigende Bad werden gelegentlich folgende Einwände vorgebracht:

- Es soll schlecht für das Herz sein:
  Es stimmt zwar, dass das Herz während des Badens mehr leisten muss. Es ist jedoch wie jeder andere Muskel dieser Mehrbelastung durchaus gewachsen, wenn die Anforderungen langsam gesteigert werden.
- Das Bad soll die Gewebselastizität herabsetzen (Hautstreifen, Hängebrust):
  Personen, die dazu neigen, müssen mit der Badedauer und -häufigkeit Maß halten und das Bad oder die anschließende Ruhephase mit einer kalten Dusche abschließen. Dies festigt das Gewebe wieder, und die Angst vor Nachteilen für Haut und Gewebe ist unbegründet.
- Das Bad soll schlecht für die Krampfadern sein:
  Theoretisch stimmt dies nicht. Im Gegenteil – die Blutzirkulation wird angeregt, was Krampfadern im Prinzip günstig beeinflusst. In der Praxis trifft dies jedoch nicht immer zu. Man kann aber versuchen, die Beine nicht ins Wasser zu halten oder sie nach dem Bad mit sehr kaltem Wasser abzuduschen. Ferner empfiehlt es sich, nach dem Bad stets mit hochgelagerten Beinen zu ruhen, damit das Blut nicht in die Beine fließt.

Wenn Sie unsicher sind, ob für Sie das aufsteigende Bad als Entsäuerungskur in Frage kommt, fragen Sie Ihren Hausarzt oder Therapeuten um Rat.

Achtung: Sollten sich die Krampfadern trotz der Vorsichtsmaßnahmen vergrößern, muss man auf das aufsteigende Bad unbedingt verzichten und sich auf die übrigen, ebenfalls wirkungsvollen Heilmethoden beschränken.

Bäder in Kombination mit Heilkräutern

Das aufsteigende Bad wirkt in erster Linie durch Wärmezufuhr. Wir können jedoch von den offenen Poren zusätzlich profitieren, wenn wir dem Bad Heilpflanzen beifügen. Auch schweißtreibende Kräutertees, vor oder nach dem Bad getrunken, unterstützen die Wirkung, ebenso eine Reibmassage.

Die regelmäßige Einnahme von schweißtreibenden Mitteln hilft verstopften Poren, sich von Schmutzpartikeln zu befreien und ihre Aufgabe besser zu erfüllen. Die Präparate werden dreimal täglich eingenommen, Getränke sollten möglichst warm getrunken werden. Wir unterstützen den Schwitzvorgang während und nach einem Bad, einem Saunabesuch oder körperlicher Anstrengung, wenn wir vorher oder nachher 1 bis 2 Tassen schweißtreibenden Tee trinken.

Aufguss

Pflanzenteile mit kochendem Wasser übergießen und einige Minuten ziehen lassen.

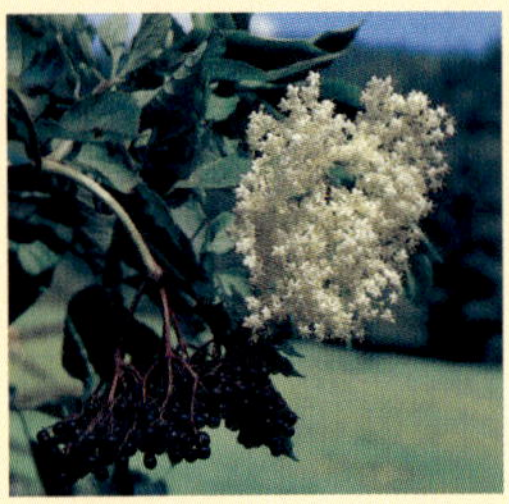

Holunder

Holunderblüten wirken schweiß- und harntreibend. Sie ergeben ein sehr angenehmes Getränk.

Dosierung: 1 EL Blüten pro Tasse. 10 Minuten ziehen lassen.

Anwendung: 3 Tassen täglich.

Lindenblüten

Die Blüte der Linde gehört zu den bekanntesten Heilpflanzen überhaupt und ist seit Jahrhunderten für ihre schweißtreibende und beruhigende Wirkung bekannt.

Dosierung: 1 Hand voll Blüten pro Tasse oder 15 bis 30 g auf 1 l Wasser. 10 Minuten ziehen lassen.

Anwendung: 3 oder mehr Tassen täglich.

Abkochung

Pflanzenteile und kochendes Wasser in einem großen Topf aufsetzen. Zugedeckt aufkochen und einige Minuten köcheln lassen.

Klette

Sie wirkt schweißtreibend und abführend und regt die Gallenabsonderung an.
Dosierung: 40 g Wurzeln auf 1 l Wasser. 10 Minuten kochen lassen.
Anwendung: 3 Tassen täglich.

Tinktur (Tropfen)

Flüssigkeit, die durch Lösen der pflanzlichen Wirkstoffe in Alkohol hergestellt wird.

Ackerstiefmütterchen

Es fördert die Schweißbildung und wirkt sich bei Hautkrankheiten sehr günstig aus.
Dosierung: 20 bis 50 Tropfen, in Wasser verdünnt.
Anwendung: 3-mal täglich vor den Mahlzeiten.

Klette

Dosierung: 40 Tropfen, in Wasser verdünnt.
Anwendung: 3-mal täglich vor den Mahlzeiten.

Kräutertee

Mischung 1 – Dosierung:
25 g Lindenblüten, 30 g Holunderblüten, 40 g Borretsch, 5 g Veilchen.
1 EL der Kräutermischung pro Tasse. 10 Minuten ziehen lassen.
Anwendung: 3-mal täglich 1 Tasse.
Mischung 2 – Dosierung:
20 g Geißbart, 20 g Schlehdorn, 30 g Kamille, 30 g Ackerstiefmütterchen,
20 g Primel. 1 EL der Kräutermischung pro Tasse. 10 Minuten ziehen lassen.

Die Remineralisierung des Körpers

Ein übersäuerter Organismus leidet ganz automatisch unter Mineralstoffmangel. Nicht etwa weil die Ernährung zu wenig Mineralstoffe enthält, sondern weil der Organismus immer wieder körpereigene Mineralstoffe mobilisieren muss, um mit dem Säureüberschuss fertig zu werden. Remineralisierung bedeutet daher auch, den Abbau von Mineralstoffreserven zu stoppen. Dazu muss die Säurezufuhr eingeschränkt und die im Körper bereits vorhandene Säure ausgeschieden werden.

Das allein reicht jedoch nicht aus, um das Problem zu lösen. Die vorhandenen Mineralien werden nun zwar nicht weiter abgebaut, die fehlenden aber auch nicht ersetzt. Oft ist der Verlust an Mineralstoffen im Gewebe so gravierend, dass der Mangel mit der Ernährung allein nicht behoben werden kann. Der Körper benutzt die durch die Nahrung zugeführten Basen, um den Säureüberschuss zu regulieren, sodass für den Wiederaufbau der Mineralstoffreserven nur geringe Mengen übrig bleiben. So lässt sich zwar eine Verbesserung des Allgemeinzustandes, nicht aber eine grundlegende Remineralisierung des Organismus herbeiführen.

Wenn der Verlust an Mineralien so gravierend ist, dass er sich mit der Nahrung nicht mehr ausgleichen lässt, hilft nur noch eine Maßnahme: die Einnahme von basischen Mineralstoffen.

Welche Basenpräparate sind empfehlenswert?

Damit der Körper den Mangel voll kompensieren kann, muss er neben einer mineralstoffreichen Ernährung zusätzlich noch Basenmischungen (siehe Seite 66 ff. und 97 ff.) bekommen. Sie sollen leicht verwertbare Mineralien enthalten, die für säureempfindliche Patienten obendrein noch basisch sind.

Mineralsalze auf Silizium- oder Phosphorbasis können nicht empfohlen werden, da sie Säure bergen und den säureempfindlichen Organismus vor genau die Probleme stellen, die er bekämpfen soll. Präparate wie Gesteinsmehl (Kieselerde) und Pflanzen wie Schachtelhalm oder Hirse, die viel Kieselsäure enthalten, gelten als saure Produkte. Sie führen dem Organismus nur dann Mineralien zu, wenn der Stoffwechsel einwandfrei funktioniert.

Bei Menschen mit einem gestörten Säurestoffwechsel jedoch tragen sie zur Übersäuerung bei und entziehen dem Organismus wertvolle Mineralien. Das heißt natürlich nicht, dass diese Patienten auf Silizium verzichten können. Silizium ist nämlich für den menschlichen Körper ganz wichtig. Es sollte nur nicht isoliert oder in konzentrierter Form eingenommen werden.

Das fördert die Mineralstoff-Aufnahme

Für die Remineralisierung des Gewebes brauchen wir also die ausreichende Zufuhr von Mineralien durch die Ernährung und von zusätzlichen basischen Mineralstoffpräparaten. Um die Versorgung noch weiter zu optimieren, ist es ganz wichtig, dass der Körper diese Substanzen auch wirklich aufnehmen und in sein Gewebe einbauen kann.

Dieser Vorgang wird durch vier Faktoren unterstützt:

- Die Aufnahme von Vitamin D über die Nahrung
- Die Aufnahme von Vitamin D durch das Sonnenlicht
- Die Eiweißzufuhr
- Körperliche Aktivität

Nahrungsmittel mit viel Vitamin D

Die Bedeutung von Vitamin D (Cholekalziferol) für den Organismus ist bekannt, fixiert es doch das Kalzium in den Knochen. In gewissen Fällen kann sich eine hohe Zufuhr dieses Vitamins auch auf die Remineralisierung des Körpers günstig auswirken.

Nahrungsmittel mit viel Vitamin D

- Frischer Hering
- Frischer Aal
- Geräucherte Sprotte
- Lebertran (Kabeljau, Heilbutt, Thunfisch)
- Ölsardinen
- Rohes Eigelb
- Butterschmalz
- Sardellen

Täglich 20 Minuten an der Sonne reichen aus, um die körpereigene Produktion von Vitamin D anzukurbeln.

Sonne bringt Kraft und Freude

Vitamin D ist eines der wenigen Vitamine, die der Körper selbst bilden kann, und zwar über die Sonnenbestrahlung der Haut. Unter der Einwirkung von ultravioletten Strahlen wird aus dem Cholesterinol-Derivat in den tieferen Schichten der Haut Vitamin D gebildet. In sonnigen Gebieten decken wir unseren Bedarf an Vitamin D weitgehend durch diesen Vorgang und nur zu einem geringen Teil durch die Ernährung.

Bereits 20 Minuten täglich an der Sonne reichen, um den Organismus mit dem stärkenden »Sonnenvitamin« zu versorgen. So trägt regelmäßige Sonnenbestrahlung auch zur Remineralisierung bei. Vorsicht jedoch vor zu viel Sonne! Übertreiben Sie es nie mit dem Sonnenbaden und schonen Sie Ihre Haut, denn eine Überdosis an UV-Strahlen kann ein malignes Melanom auslösen! Ab einem bestimmten Bräunungsgrad hört die Vitamin-D-Produktion durch die Haut ohnehin auf.

Achten Sie darauf, möglichst hochwertiges Eiweiß zu sich zu nehmen, das alle essenziellen Aminosäuren enthält.

Die Eiweißzufuhr muss stimmen

Mineralstoffe werden im Körpergewebe aufgefangen wie Fische im Fangnetz. Dieser Vergleich stimmt mit den tatsächlichen Verhältnissen insofern überein, als die Grundstruktur des Körpergewebes aus Eiweiß (Protein) besteht. Zu wenig Eiweiß bedeutet eine fehlerhafte Konstruktion, sodass – um beim Netz zu bleiben – die Fische (Mineralien) mit einem löchrigen Netz (schlechte Konstruktion) gefangen werden müssen.

Da der Körper nur eine bestimmte Menge an Eiweiß pro Kilogramm Körpergewicht aufnehmen kann, ist eine zu große Eiweißzufuhr nicht nur sinnlos, sondern sogar schädlich, weil sie zu Übersäuerung führen kann. Die Eiweißzufuhr muss auf die Bedürfnisse des Körpers abgestimmt sein und aus komplettem Eiweiß bestehen. Das heißt aus Eiweiß, das alle essenziellen Aminosäuren enthält. Ein Eiweißmangel ist heute selten eine Frage der Quantität, sondern eher der Qualität.

Da wir im pflanzlichen Eiweiß nicht alle essenziellen Aminosäuren in ausreichender Menge vorfinden, muss der Eiweißbedarf auch durch tierische Nahrung gedeckt werden, wobei Milchprodukte und Eier dem Fleisch vorzuziehen sind.

Milchprodukte enthalten nicht nur alle für den Organismus notwendigen Proteine, sie sind auch weniger säurebildend als Fleisch und wesentlich mineralstoffreicher. Fleisch hat kaum Mineralstoffe und darüber hinaus überhaupt kein Vitamin D.

Bewegung regt die Zellen an

Die Erfahrung hat gezeigt, dass sich auch körperliche Aktivität auf die Remineralisierung günstig auswirkt. Wir brauchen nur das feste, kräftige Körpergewebe eines Bauarbeiters mit dem weichen, kraftlosen Gewebe eines Menschen zu vergleichen, der einer sitzenden Tätigkeit nachgeht und keinen Sport treibt.

Die bei körperlich aktiven Menschen bessere Mineralstoffversorgung beruht auf der Tatsache, dass vermehrte Bewegung den Blutkreislauf und damit auch die Zelltätigkeit anregt. Suchen Sie sich einen Freizeitsport, der Ihnen Spaß macht und den Sie regelmäßig ausüben. Wenn dieser obendrein noch an der frischen Luft stattfindet, tanken Sie über das Sonnenlicht dabei gleich noch zusätzlich Vitamin D. Wichtig ist vor allem, dass Sie Freude an der Bewegung haben, denn dann fällt Ihnen das regelmäßige Aktivsein sicher nicht schwer.

Achtung vor falschem Ehrgeiz: Wenn Sie es mit dem Bewegungstraining übertreiben und nach dem Sport vollkommen erschöpft sind, dann reagiert Ihr Körper sauer!

Körperliche Bewegung wirkt sich auch auf den Mineralstoffwechsel günstig aus. Suchen Sie sich eine Sportart aus, bei der Sie regelmäßig an der frischen Luft trainieren.

Dadurch bekommt der Körper Mineralstoffe

- Ausgewogene, basenreiche Ernährung
- Einnahme von basischen Mineralstoffpräparaten
- Angemessene Eiweißzufuhr
- Vitamin D durch die Nahrung
- Sonnenbestrahlung
- Körperliche Aktivität

Säure-Basen-Special

Hier erfahren Sie, was Sie statt saurer und säurebildender Nahrungsmittel alles essen können, welcher Vitaltyp Sie sind und welche Beschwerden ein Mineralstoffmangel auslösen kann.
Außerdem finden Sie alle Krankheitssymptome, die eine Übersäuerung des Milieus möglicherweise zur Folge hat. Sie sind nach Körperregionen und Organen geordnet.
Neben der Übersäuerung sind natürlich auch andere Faktoren für die Beschwerden verantwortlich. Zahnfleischbluten zum Beispiel kann sowohl aufgrund eines Vitamin-C-Mangels wie auch infolge schlechter Mundhygiene oder einer Zahnfleischerkrankung entstehen. Dieser wiederum geht eventuell ein Säureüberschuss voraus.

Bei Personen mit einem gestörten Säurestoffwechsel treten im Laufe der Jahre oft mehrere Symptome gleichzeitig oder nacheinander auf.

Allgemeinbefinden

Energiemangel – ständige Müdigkeit – verminderte Leistungsfähigkeit – körperliche und geistige Antriebsschwäche – rasche Ermüdung – lange Erholungsphase nach einer körperlichen Anstrengung – schwere Glieder – plötzliche Erschöpfung – plötzliche Schwäche nach dem Verzehr saurer Speisen – tiefere Körpertemperatur – unangenehmes Kältegefühl im Körperinneren – Kälteempfindlichkeit – Gewichtsverlust – erhöhte Infektionsanfälligkeit aufgrund geschwächter Widerstandskraft.

Gemütsverfassung

Antriebsschwäche – Lustlosigkeit – mangelnde Lebensfreude – Traurigkeit – trübe Gedanken – depressive Verstimmungen – Reizbarkeit – geringe Belastbarkeit – Nervosität – innere Unruhe – Überempfindlichkeit – Schreckhaftigkeit.

Kopf

Sehr blasse Gesichtsfarbe (aufgrund zusammengezogener Kapillaren) – Kopfschmerzen – tränende, empfindliche Augen – Bindehautentzündung – Hornhautentzündung – Lidrandentzündung.

Mund

Saurer Speichel – Zahnfleischschwund – entzündetes, empfindliches, zu Blutungen neigendes Zahnfleisch – Aphthen – Hautrisse im Mundwinkel – Reizung von Mandeln und Rachen, die zu wiederholten Entzündungen der entsprechenden Schleimhaut führen und Schmerzen verursachen.

Zähne

Empfindliche Reaktion der Zähne auf kalte, heiße und saure Speisen – Zahnkaries – Zahnzerfall – wandernde Zahnneuralgien – Säure greift die Zähne von außen (über saure Speisen und sauren Speichel) und von innen (übersäuertes Blut) an.

Magen

Überproduktion an Magensäure – saures Aufstoßen – Magenkrämpfe und Magenschmerzen – Magenschleimhautentzündungen – Magengeschwüre.

Darm

Plötzliche Entleerung des Darmes, bedingt durch starken Säureandrang im Verdauungstrakt – Brennen beim Stuhlgang – Neigung zu Darmentzündungen – vermehrte Durchfälle – Entfärbung des Stuhls infolge Leberschwäche.

Nieren und Blase

Übersäuerter Urin – Reizungen und Brennen in Blase und Harnröhre – übermäßig große Harnmenge infolge Nierenschwäche – Nieren- und Blasensteine.

Atemwege

Laufende Nase – überempfindliche Reaktion der Atemwege auf Kälte – häufige Erkältungen und Bronchitiden – Nasennebenhöhlenentzündungen – Angina – vergrößerte Mandeln – Polypen – Allergien – rauer Hals und Reizhusten.

Haut

Übersäuerter Schweiß, übermäßig starke Schweißbildung – trockene, mitunter sogar rissige Haut – Rötungen an stark schwitzenden Hautstellen (Hautfalten, Gürtelregion, unter Armband und Ring, können schwarz anlaufen) oder rund um die Körperöffnungen (Augen, Mund, Anus, Schamteile) – rissige Haut zwischen den Fingern und am Nagelbett – Pilzerkrankungen – Nesselfieber – Juckreiz und Hautausschläge – Pickel – Ekzeme verschiedenster Art.

Nägel

Die Nägel werden dünner und weicher – sie spalten sich leicht und brechen ab – Rillen und weiße Flecken.

Muskeln

Krämpfe und Spasmen – Neigung zu Hexenschuss (Lumbago) und Schiefhals (Tortikollis).

Knochen und Gelenke

Abbau von Mineralstoffen im Skelett: Osteoporose – Osteomalazie (Knochenerweichung) – Rachitis – wiederholte Knochenbrüche – verzögerte Heilung nach Brüchen – Gelenkknacken – überdehnte Bänder – Wirbelblockierungen – Rheuma – Arthrose – Arthritis – Ischias – Wirbelverschiebungen – Bandscheibenvorfall – Entzündungen und Sklerose von Gelenkbändern – wandernde Gelenkschmerzen.

Blutkreislauf

Zu niedriger Blutdruck – schlechte Blutzirkulation – Kälteempfindlichkeit – Neigung zu Blutarmut und Blutungen – Frostbeulen.

Endokrine Drüsen

Verminderte Produktion und Sekretion der Drüsen im Allgemeinen – Überfunktion der Schilddrüse.

Geschlechtsorgane

Entzündungen der Geschlechtsorgane: Juckreiz, Rötungen, Entzündung von Gebärmutter und Schamteilen – Neigung zu Pilzerkrankungen.

Nervensystem

Erhöhte Schmerzempfindlichkeit – hartnäckige oder wandernde Neuralgien – Schlaflosigkeit – Reizbarkeit – Antriebsschwäche bis hin zu Depressionen – rasche Ermüdbarkeit.

Dadurch bekommt der Körper Mineralstoffe

- Zu Fleisch sollten Sie immer viele basische Nahrungsmittel wie Kartoffeln, grünes und buntes Gemüse oder frischen Salat und andere Rohkost essen.
- Früh morgens kein Obst konsumieren, um diese Tageszeit auch keinen Fruchtsaft trinken.
- Den täglichen Eiweißbedarf sollten Sie besser mit Milchprodukten, wie Joghurt, Quark, Kefir und Sauermilch, als mit Eiern und Fleisch decken.
- Basische Mineralsalze ergänzen die Nahrung sinnvoll und füllen die Mineralstoffspeicher wieder auf.
- Saures Obst nur essen, wenn der Säurestoffwechsel einwandfrei funktioniert.
- Regelmäßig Sport treiben, am besten täglich und möglichst an frischer Luft.
- Körperliche Überanstrengung und Stress meiden, für Entspannungsphasen im Alltag sorgen.
- Täglich Sonne tanken, um den Körper ausreichend mit Vitamin D zu versorgen; es dabei jedoch nicht übertreiben.
- Harntreibende Kräutertees und heiße Bäder helfen bei der Entsäuerung.

Ersatz für saure und säurebildende Nahrungsmittel

Saure oder säurebildende Speisen	Weniger saure oder basische Speisen
Kaffee, Milchkaffee, Schwarztee	Diät- oder Getreidekaffee (Reformhaus), Malzgetränk, Kräutertee, Grüner Tee
Fruchtsaft, Tomatensaft, Zitronenlimonade, industriell hergestellte Getränke	Stilles Wasser, Milch, Getränke auf Mandelbasis, Gemüsesaft
Wein, Alkohol	Wasser oder sonstige Getränke
Weißer oder brauner Ahornsirup	Vollrohrzucker (z. B. Ur-Süße), Zucker
Marmelade, Honig	Birnen- oder Dattelkonzentrat, Mandelmus oder pikante Produkte
Schokolade, Bonbons, Konfekt, Kekse	Dörrfrüchte wie Datteln, Rosinen, Pflaumen, Feigen oder süße Mandeln
Walnüsse, Haselnüsse, Pistazien, Erdnüsse	Mandeln, Paranüsse
Getreide: Weizen, Hafer, Hirse, Brot, Flocken, Nudeln	Kartoffeln, Maronen, Mais
Weißbrot, Graubrot	Vollkornbrot (ohne Sauerteig)
Hülsenfrüchte: Saubohnen, weiße Bohnen	Grüne Bohnen, Kartoffeln, Maronen, Mais
Fleisch, Fisch, Geflügel	Milchprodukte

Ersatz für saure und säurebildende Nahrungsmittel

Saure oder säurebildende Speisen	Weniger saure oder basische Speisen
Pflanzenöl, raffiniert	Pflanzenöl, biologisch, kaltgepresst
Tierisches Kochfett: Schmalz, Talg, Butter	Rapsöl
Fleischbrühe	Gemüsebrühe
Alte Molke oder Nahrungsmittel mit hohem Molkeanteil: Joghurt, Kefir, Sauermilch	Quark
Saure Früchte, Beeren: Himbeeren, Erdbeeren, Zitrusfrüchte	Bananen, Melonen, süße reife Birnen, Pfirsiche und Äpfel
Saure Gemüsesorten: Tomaten, Sauerampfer, Kresse	Grünes oder farbiges Gemüse wie Möhren, Fenchel, Sellerie, Rote Bete, Kürbis, Zucchini usw.
Essig oder Zitronensaft (Salatsauce)	Gemüsesaft (außer Tomatensaft)
Birchermüsli	Quark und süße reife Früchte oder Trockenobst, Mandeln, Weizenkeime (keine Weizenflocken)
Tomatensauce zu Nudeln	Reibkäse oder weiße Sauce (Béchamelsauce)

Obst – nicht für alle Menschen gut

Die Säurebildung von Früchten gibt immer wieder Anlass zu Diskussionen. Robert Masson, Heilpraktiker aus Frankreich und Autor mehrerer Fachbücher, erklärt auf den nächsten Seiten (bis Seite 94) klar und leicht verständlich, für wen Obst ein gesunder Genuss ist und wer davon möglichst nur wenig essen sollte. Nachfolgend ein frei übersetzter Auszug aus seinem Buch »Soignez-vous par la nature – traité de naturopathie pratique«, Verlag Albin Michel, Paris 1977:

... Früchte versorgen den Organismus mit Vitaminen, Spurenelementen, Mineralstoffen, kohlenhydratspaltenden Enzymen, Aromen, Fruchtzucker und wenig Eiweiß. Paradoxerweise wirft gerade dieses für den Menschen besonders wichtige Nahrungsmittel mancherlei Fragen auf und zwingt uns zur Vorsicht – vergleichbar mit einem funkelnden Juwel, das ein müdes Auge blenden kann.

Wie viele Früchte ein Mensch verträgt, wird von drei Faktoren beeinflusst: von seiner Vitalität, vom Klima und vom Zeitpunkt des Verzehrs.

Die Vitalität – entscheidend für die Verträglichkeit

Das Gesetz von Masson über die Vitalisierung oder Devitalisierung des Organismus durch das Essen von Früchten lautet:

Je nach körperlicher Vitalität des Einzelnen und konsumierter Menge löst die Fruchtsäure im Organismus zwei unterschiedliche Reaktionen aus.

Wohltuende Wirkung bei vitalen Menschen

Bei der Umwandlung der verschiedenen Fruchtsäuren wie Wein-, Apfel-, Zitronen-, Sorbin-, Milch- oder Chinasäure in Kohlendioxid und Wasser werden je nach konsumierter Fruchtmenge Mineralstoffe, Spurenelemente, Vitamine, Aromen, Diastasen, Fruchtzucker und andere Nährstoffe freigesetzt, sodass der Körper durch die Früchte vitalisiert wird.

Schlechte Wirkung bei unzureichender Vitalität

Ist der Organismus nicht sehr vital, so können – je nach konsumierter Obstmenge – die verschiedenen Säuren wie Zitronen-, Apfel-, Wein- oder

Milchsäure nicht vollständig zu Kohlendioxid und Wasser oxidiert werden und verbleiben im Körper.
Der Organismus muss somit körpereigene Kalzium-, Magnesium- und Natriumkarbonate »freigeben«, um die nicht oxidierte Fruchtsäure zu neutralisieren. In diesem Fall kommt es zu einer Devitalisierung und Demineralisierung des Organismus.

Symptome einer Devitalisierung

- Trockene Haut mit Neigung zu Rissen und Schrunden
- Überempfindliche, durch Kälte leicht reizbare Schleimhaut der Atemwege
- Unter Kälteeinwirkung nach kurzer Zeit laufende Nase oder tränende Augen
- Farbloser Stuhl, etwa 6 bis 24 Stunden nach übermäßigem Obstverzehr
- Brennen beim Wasserlassen 6 bis 24 Stunden nach übermäßigem Obstverzehr
- Aphthen oder Störungen der Zungenpapillen 6 bis 24 Stunden nach übermäßigem Obstverzehr
- Unangenehmes oder schmerzhaftes Gefühl in den Zähnen beim Essen von Früchten
- Kälteempfindlichkeit, Nervosität, Schlaflosigkeit
- Brüchige Nägel, poröse Knochen
- Zu niedriger Blutdruck, allgemeine Leistungsschwäche
- Muskelkrämpfe, Verspannungen
- Plötzliche Ermüdung rund eine Stunde nach Früchteverzehr
- Deutlicher Rückgang der sexuellen Lust
- Verminderung der Sexualkraft
- Chronische Müdigkeit

Einfache, bildhafte Regel: Früchte vitalisieren den Afrikaner, aber sie devitalisieren den Eskimo.

Test: Welcher Vitaltyp sind Sie?

Vertragen Sie Früchte in großer Menge? Sind Sie schnell ausgepowert? Wie reagieren Sie auf große Wärme und wie auf kalte Temperaturen? Testen Sie selbst, wie fit Sie sind. Zu welchem der folgenden Vitaltypen gehören Sie?

1. Der ausgeprägt vitale Typ kann eine große Menge an Früchten verzehren. Anstrengung sowie Hitze und Kälte machen ihm nichts aus.
2. Der normal vitale Typ kann eine durchschnittliche Menge an Obst essen. Anstrengung sowie Hitze und Kälte verträgt er normalerweise gut.
3. Der wenig vitale Typ kann nur wenig Obst verspeisen. Anstrengung sowie Hitze und Kälte machen ihm häufig zu schaffen.

Das Klima – weniger Obst bei Kälte

Je wärmer das Klima oder die Jahreszeit, desto besser werden Früchte vertragen. Ein normal vitaler Mensch kann bei 40 °C im Schatten 1 bis 3 Kilo Früchte am Tag konsumieren, bei minus 10 °C erstaunlicherweise nur 30

Früchte am Morgen verträgt nicht jeder.

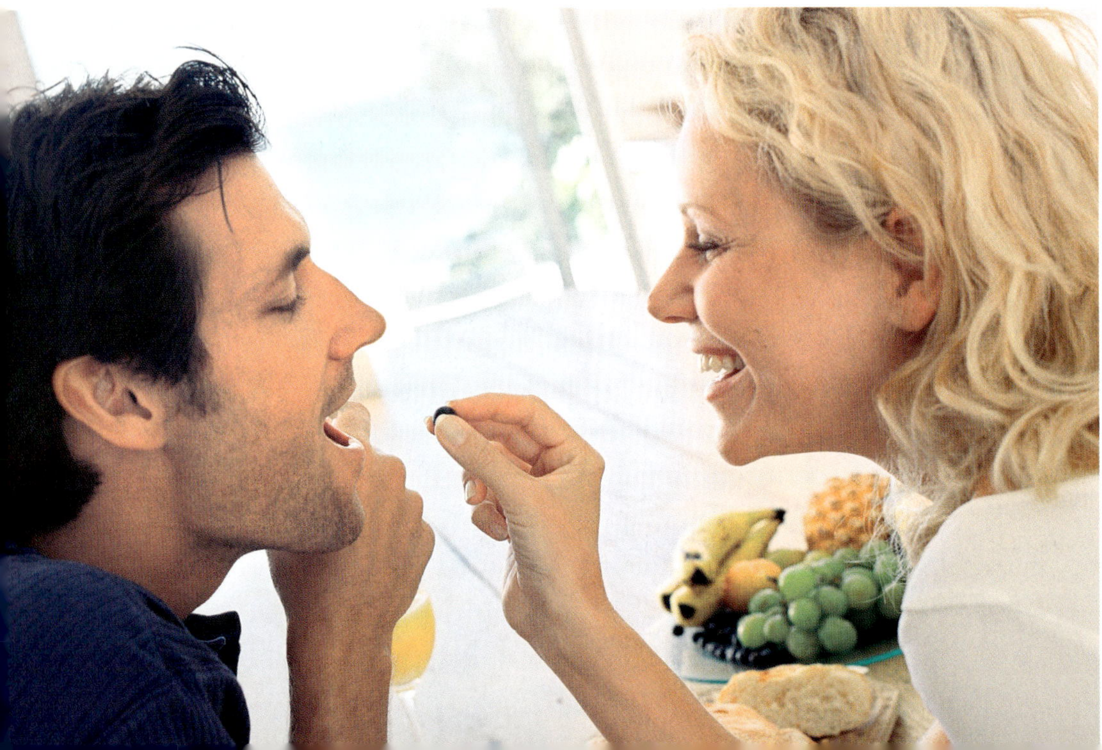

Die Folgen des Obstverzehrs

Auf Seite 94 finden Sie einen detaillierten Überblick über die Auswirkungen des morgendlichen Früchtekonsums je nach Vitaltyp. Beachten Sie, dass die Schädlichkeit mit dem steigenden Säuregehalt der Frucht zunimmt.

Sind Sie beispielsweise jemand, der sehr vital ist, und leben Sie zudem in einem warmen Klima, dann tut Ihnen Obst am Morgen ausgesprochen gut. Sie sind in der Lage, viele Vitamine und Mineralstoffe davon aufzunehmen.

bis 100 Gramm täglich. Dieser große Unterschied beruht auf der Tatsache, dass der Organismus die Wein-, Apfel-, Zitronen-, Sorbin– und Milchsäure von Früchten bei hoher Temperatur viel leichter neutralisieren kann als bei niedriger Temperatur.

Natürlich wurden hier etwas überzeichnete Beispiele herangezogen, um die Problematik verständlicher zu machen.

Die Tageszeit – wichtig für die Bekömmlichkeit

Entgegen dem bekannten arabischen Sprichwort, dass »die Orange am Morgen aus Gold, am Mittag aus Silber und am Abend aus Blei« ist, lässt sich bei den meisten Menschen eine weitaus bessere Verträglichkeit beobachten, je später am Tag die Früchte konsumiert werden.

Früchte am Morgen können besonders dann, wenn sie ohne entsprechende Beilagen gegessen werden, die Gesundheit mancher Leute angreifen. In der Früh arbeitet das Herz langsamer, der Blutkreislauf ist noch träge, die Oxidationsvorgänge in den Zellen sind gebremst und die neuroendokrinen Mechanismen verzögert. Der gesamte Organismus funktioniert quasi im Zeitlupentempo.

Werden dieselben Früchte hingegen – auch ohne Zutaten und in einer auf den Vitaltyp abgestimmten Menge – am Nachmittag, etwa gegen 17 Uhr genossen, wenn Blutkreislauf, Oxidation und neuroendokrine Vorgänge in »Hochform« sind, führt ihr Verzehr kaum zu Problemen.

Früchte am Morgen

Früchte am Morgen	Warmes Klima
Ausgeprägt vitaler Typ	Gesundheitsfördernd
Normal vitaler Typ	Gesundheitsfördernd
Gering vitaler Typ	Wahrscheinlich gesundheitsfördernd, bei sehr geringer Vitalität eventuell Müdigkeit

Früchte am Morgen	Gemäßigtes Klima
Ausgeprägt vitaler Typ	Wahrscheinlich gesundheitsfördernd
Normal vitaler Typ	Geschwächte Antriebskraft, geringere Widerstandskraft gegenüber Kälte und Anstrengung, verminderte Sexualkraft
Gering vitaler Typ	Ausgeprägte Antriebsschwäche, deutlich geringere Widerstandskraft bei Kälte und körperlicher Anstrengung, Rückgang der Sexualkraft, Nervosität, Neigung zu Hautrissen und -schrunden, Erkältungen und Bronchitiden

Früchte am Morgen	Kaltes Klima
Ausgeprägt vitaler Typ	Schlechtere Verträglichkeit von Kälte und körperlicher Anstrengung, Antriebsschwäche und geringere Sexualkraft, Neigung zu Schrunden, Katarrh, Bronchitiden und Nebenhöhlenentzündungen
Normal vitaler Typ	Ausgeprägter Rückgang der Sexualkraft, ausgeprägte Kälteempfindlichkeit und Nervosität, niedriger Blutdruck, Neigung zu Demineralisation und schwerer Bronchitis
Gering vitaler Typ	Verlust der Sexualkraft, extreme Kälteempfindlichkeit und Nervosität, Zittern

Purine – weniger ist besser

In der nachstehenden Tabelle finden Sie den Puringehalt einiger pflanzlicher und tierischer Nahrungsmittel. Speisen mit hohem Puringehalt sind möglichst zu meiden. Enthalten ist dieser Stoff zwar fast überall, aber die Menge ist entscheidend. Die wenigen Milligramm Purin in der Kartoffel werden durch einen großen Reichtum an anderen Substanzen wettgemacht. Anders ist es bei hoher Purinkonzentration. Hier reicht der Nährgehalt nicht aus, um das »Defizit« zu kompensieren.

Beim Abbau der Purine entsteht Harnsäure, eine für den Körper problematische Substanz.

Puringehalt in mg pro 100 g

Tierisches Nahrungsmittel		Pflanzliches Nahrungsmittel	
Fleischextrakt	3068	Schwarztee	2800
Kalbsbries	1050	Colanuss	2200
Ölsardinen	315	Kakaopulver	1880
Kabeljau	265	gerösteter Kaffee	1160
Leber	244	Schokolade	620
Nieren	210	Linsen	142
Rindfleisch	155	Grüne Erbsen	71
Seezunge	136	Spinat	52
Truthahn	131	Spargel	5
Schweinefleisch	108	Schwarzbrot	37
Kaninchen	100	Kohlrabi	29
Kalbfleisch	100	Blumenkohl	21
Gans	87	Weißbrot	21
Huhn	76	Radieschen	13
Schinken	66	Champignons	13
Lachs	63	Maismehl	11
Hummer	58	Salat	8
Käse	58	Rot- oder Grünkohl	5
Kuhmilch	0,5	Möhren	5
		Kartoffeln	3
		Grüne Bohnen	Spuren

Kontrolle: der pH-Wert des Urins

So können Sie kontrollieren, ob Sie sich richtig ernähren: Tragen Sie jeweils das Datum und den pH-Wert des Urins (siehe Seite 31) unmittelbar nach dem Test mit Indikatorpapier oder -stäbchen in das entsprechende Kästchen ein. Am Morgen ist der zweite Urin zu messen. Die Auswertung wird noch aussagekräftiger, wenn Sie besondere Vorkommnisse, die mit einer Veränderung des pH-Werts in Zusammenhang stehen, stichwortartig notieren. Zum Beispiel: Sport, üppige Mahlzeit, Ärger im Beruf, Fasten, Reise, Medikamente usw.

Datum						
Morgen						
Mittag						
Abend						

Datum						
Morgen						
Mittag						
Abend						

Die Zusammensetzung von Basenpräparaten

Basische Mineralsalze oder Basenmischungen (siehe Seite 66ff. und Seite 80ff.) sind bei der Behandlung der Übersäuerung von unschätzbarem Wert. Wie wirken diese Präparate? Was sollen sie enthalten, um einen optimalen Effekt zu erreichen? Für die Qualität einer Basenmischung sind drei Punkte maßgebend:

- die Wahl der Wirkstoffe,
- die Form der Wirkstoffe und
- das Mischungsverhältnis der Wirkstoffe im Präparat.

Die Wahl der Wirkstoffe

Zur Erklärung stellen wir zwei unterschiedliche, aber dennoch sehr wirkungsvolle Präparate einander gegenüber. Produkt 1 empfiehlt sich bei leichter Übersäuerung, Produkt 2 hilft gut bei starker Übersäuerung; es enthält mehr basenüberschüssige Mineralstoffe, was zu einer rascheren und noch intensiveren Wirkung führt.

Produkt 1	**Produkt 2**
Nimbasit	**Erbasit**
Kalziumzitrat	Kalziumzitrat
Kaliumzitrat	Kaliumzitrat
Natriumzitrat	Natriumzitrat
Magnesiumzitrat	Magnesiumzitrat
Eisenzitrat	Eisenzitrat
Manganzitrat	Manganzitrat
	Kieselsäure
Molke	Laktosepulver
Fruchtpulver	Fruchtpulver, Brennnessel-, Holunder-, Linden-, Fenchel-, Kamille- und Ringelblumenpulver

Bei den genannten Mineralstoffen handelt es sich um Basen, ausgenommen die Kieselsäure (Silizium, siehe Seite 98) im Produkt 2.

Mangan beeinflusst die Enzyme

Kalzium ist der im Organismus am stärksten vertretene basische Mineralstoff. Bei 70 Kilogramm Körpergewicht liegt er bei 1000 bis 1100 Gramm, gefolgt von Kalium mit 189 Gramm, Natrium mit 126 Gramm, Magnesium mit 30 Gramm und Eisen mit 3,6 bis 4,5 Gramm. Mangan ist im Organismus in unbedeutender Menge vorhanden. Dass es dennoch in Basenmischungen enthalten ist, hat zwei Gründe: Zum einen handelt es sich um eine Base, zum anderen spielt es als Katalysator (= Stoff, der andere chemische Reaktionen herbeiführt oder beeinflusst) eine zentrale Rolle. Zahlreiche Enzymreaktionen, die über das Säure-Basen-Gleichgewicht bestimmen, sind von Mangan abhängig.

Problemfall Silizium

Dass Produkt 2 Kieselsäure (Silizium), also einen sauren Mineralstoff enthält, mag seltsam anmuten. Silizium ist jedoch ein wichtiger Bestandteil von Haaren, Nägeln, Zähnen und Knochen und deshalb sehr wichtig. Auch oder vielleicht gerade übersäuerten Personen, die an einer Entmineralisierung leiden, kann er helfen.

Der saure Charakter dieses wichtigen Mineralsalzes stellt jedoch Menschen mit einem gestörten Säurestoffwechsel vor Probleme: Ihr Organismus ist nur sehr beschränkt in der Lage, Silizium allein zu verarbeiten. In einem an sich basischen Mineralstoffpräparat, was beide Produkte sind, wird die Säure wesentlich besser abgebaut. Dies gelingt umso leichter, weil der Anteil an Silizium sehr gering ist (5 Prozent). In dieser Form kommt die remineralisierende Wirkung dieses Minerals auch säureempfindlichen Personen zugute.

Molke unterstützt die Nieren

Natürliche Molke war bereits im Altertum für ihre reinigende Wirkung bekannt. Sie entsteht bei der Käseherstellung. Während das Fett in die Käsemasse übergeht, verbleiben die wertvollen Bestandteile der Milch in der Molke: Eiweiß, Vitamine, Mineralstoffe und Milchzucker. Das Milchprodukt fördert die Ausscheidung von Toxinen, zu denen auch die Säure gehört.

Die harntreibende Eigenschaft der Molke, in Produkt 2 in Form von Laktose, unterstützt die Tätigkeit der Nieren, die bei der Entsäuerung eine Schlüsselfunktion haben. Molke wird leider bereits nach wenigen Stunden sauer. Das in den beiden Produkten enthaltene Milchpulver besteht deshalb aus ganz frischer Molke, besitzt also alkalische Eigenschaften.

Pflanzenpulver reinigt den Organismus

Bestimmte Pflanzen wurden, ebenso wie die Molke, aufgrund ihrer reinigenden und harntreibenden Wirkung in die Basenmischung aufgenommen. Sie tragen ebenfalls zu einer vermehrten Nierentätigkeit bei. Brennnessel und Fenchel wirken stark harntreibend, Ringelblume, Holunder, Linde und Kamille harn- und schweißtreibend. Über den Schweiß wird ein Teil der Säuren ausgeschieden (siehe Seite 73ff.). Auch die Verdauung wird durch diese Pflanzen stimuliert.

Fruchtpulver steigert den Geschmack

Reines, naturbelassenes Fruchtpulver dient, zusammen mit einigen Pflanzen, lediglich der Verbesserung des Geschmacks. Wenn das Präparat, das man mehrmals täglich einnehmen soll, angenehm schmeckt, dann nimmt man es auch gerne. Die meisten Basenpräparate haben ohnehin ein neutrales Aroma.

Die Form der Wirkstoffe

Basische Mineralstoffe erfüllen ihre Aufgabe beim Abbau der Säuren nur dann, wenn sie vom Körper leicht aufgenommen und verwertet werden. Die Form der Mineralien spielt deshalb bezüglich der Wirksamkeit des Präparats eine entscheidende Rolle.

Die in beiden Produkten verwendeten Zitrate eignen sich in dieser Hinsicht ausgezeichnet. Zitrate sind Salze der schwach sauren Zitronensäure, die mit den basischen Mineralien (Alkali) eine Verbindung eingehen. Der Säureanteil kann jedoch vom Organismus problemlos neutralisiert und ausgeschieden werden, unabhängig davon, ob der Säurestoffwechsel intakt oder geschwächt ist. Die abgebaute Zitronensäure wird von den Lungen in Form von Kohlensäure ausgeschieden. Damit bekommt der Körper die Basen, die er benötigt. Einer effektiven und heilsamen Entsäuerung steht nun nichts mehr im Weg – es sei denn, Sie ernähren sich mit zu vielen sauren und säurebildenden Nahrungsmitteln! Dann würden auch die besten Basenpräparate nicht helfen.

Das Mischungsverhältnis der Wirkstoffe

Die physiologische, der Gesundheit zuträgliche Menge jedes Mineralstoffs im Organismus ist genau definiert und vom Vorhandensein anderer Mineralien abhängig. Werden große Mengen eines bestimmten Mineralstoffs eingenommen, muss dieser Stoff nicht unbedingt auch in dieser Menge vom Körper aufgenommen werden. Ein Übermaß oder ein Defizit an anderen Mineralien kann diesen Aufnahmeprozess hemmen.

Die Lösung besteht also nicht darin, von jedem einzelnen Mineralstoff der Basenmischung eine gleich große Menge zu verwenden. Das knochenstärkende Kalzium zum Beispiel wird dann am besten absorbiert, wenn ebenso viel oder etwas mehr Phosphor und rund die Hälfte an Magnesium vorhanden sind. Dem Mischungsverhältnis basischer Präparate sollten Sie deshalb also ganz besondere Beachtung schenken. Einiges an Grundwissen setzt dies jedoch voraus.

Gegenanzeigen

Da Zitrate für den Körper leicht abbaubar sind, wird ein Überschuss normalerweise völlig problemlos über die Nieren wieder ausgeschieden. Eine Einschränkung gibt es jedoch für Menschen mit schweren Nierenerkrankungen. Sie müssen auf die Einnahme von Zitraten verzichten, weil sie damit ihre Nieren überfordern und ihrem Körper schaden könnten.

Zwei Darreichungsformen

Basenmischungen sind in Pulver- und in Tablettenform erhältlich. Pulver löst sich am besten in warmem Wasser auf. Es kann sehr genau dosiert werden. Tabletten sind insofern praktischer, als sie problemlos überallhin mitgenommen werden können.